Dr. Volker Rimkus

Wechseljahre
Ein behandelbares Schicksal

verlag mainz

Dr. Volker Rimkus

Wechseljahre
Ein behandelbares Schicksal

Die Methode Rimkus

Eine natürliche Behandlung mit bioidentischen Hormonen

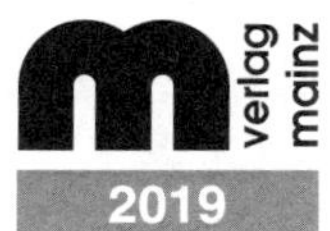

Impressum:

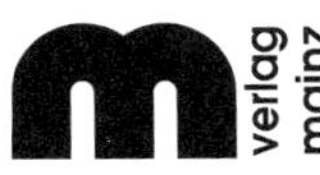

1. Auflage 2009
3., überarbeitete Auflage 2019

Printed in Germany

Herstellung und Vertrieb:
Druck & Verlagshaus Mainz
Süsterfeldstraße 83
D-52072 Aachen

www.verlag-mainz.de

ISBN 10 3-8107-0059-2
ISBN 13 978-3-8107-0059-9

Inhaltsverzeichnis

Vorwort

Die Zahl der Bücher, die sich mit den Wechseljahren der Frau beschäftigen, ist groß. Und nicht nur für Ärzte, sondern auch besonders für Laien.

Was aber dennoch fehlt ist ein Buch, das den betroffenen Frauen einmal ganz ehrlich einen Weg aufzeigt, ihren Hormonmangel in den Wechseljahren zu behandeln. Denn entweder werden Ersatzstoffe, wie künstliche Hormone empfohlen oder es werden Alternativen aus der Pflanzenwelt benannt. Ja, es wird Frauen sogar vielfach geraten, sich mit eisernem Willen diesem natürlichen Vorgang zu beugen!

Aber, warum finde ich keine Aufklärung zu diesem Thema, die nicht »um den heißen Brei« herum redet, sondern ganz einfach den logischen Vorgaben der Natur folgt?

Niemals kreiste in den Adern einer jungen Frau ein Kunsthormon oder gar ein Extrakt aus irgendeiner Pflanze! Die Gesundheit und das Wohlergehen dieser Frauen wurden – neben vielen anderen Ursachen – doch mit den vom Körper hergestellten Hormonen über viele Jahre hindurch aufs Beste geregelt. Keine Frau musste sich in dieser Lebensphase über Nebenwirkungen oder gar krebsauslösende Gefahren ihren eigenen Hormonen gegenüber ernsthafte Gedanken machen! Und es gab auch für die selber produzierten Hormone keine gedruckten Warnhinweise ...

Warum, so dachte ich schon vor vielen Jahren, folgen wir Ärzte in der Behandlung von Frauen nicht diesen wunderbaren Vorgaben, wenn es doch möglich ist, alle Frauen, die um Hilfe bitten, mit den körperidentischen Hormonen zu versorgen?

Sollte da nicht das Wohl einer Frau höher als das kommerzielle Interesse einer Industrie bewertet werden?

Ich kann die Empfehlungen unserer Wissenschaftler nicht nachvollziehen, die um die bioidentischen Hormone einen weiten Bogen machen und vielfach so tun, als würden diese überhaupt nicht existieren.

Ich entwickelte schon sehr früh eine Methode zum Hormonausgleich für alternde Frauen – ja sogar auch für Männer! – deren Grundlage ausschließlich die Verwendung von bioidentischen Hormonen ist. Das war vor gut 20 Jahren die Geburtsstunde der »Methode RIMKUS®«!

Ich möchte Ihnen mit meinem Buch eine Information an die Hand geben, mit der Sie sich selber dann so viel Kenntnisse und Wissen aneignen können, um für die Versuchungen der »anderen Seite« immun zu werden. Sie werden dann auch, genauso wie ich, nicht mehr verstehen können, wenn Ihre Frauenärztin oder Ihr Frauenarzt Ihnen erklärt, nichts von natürlichen Hormonen zu halten?

Zur Methode RIMKUS® kann und darf es gar keine Alternative geben, denn sie ist der einzige Weg, Frauen aus dem Hormontief ihrer Wechseljahre zu befreien, indem endlich die wahre Ursache der Beschwerden beseitigt wird.

Vorwort zur 3. Auflage

Seit dem Erscheinen dieses Buches in der ersten Auflage vor fast genau zehn Jahren hat sich doch so viel Neues ereignet, dass eine dritte und vollständig überarbeitete Auflage dringend fällig wurde.

Dabei haben sich die Grundzüge meiner Methode nicht wesentlich verändert und in den vielen Jahren einer immer breiter werdenden Anwendung haben sich die bewegenden Erfolge weiterhin voll bestätigt, so dass in der Grundaussage zu meiner Methode dann auch nichts geändert werden muss.

Inzwischen haben wohl sicher mehrere 10.000 Frauen und Männer von meiner Methode profitieren können und die Praxen, in denen meine Methode angeboten wird, sind durchaus nicht mehr auf Deutschland beschränkt, sondern haben sich über das gesamte europäische Ausland (und sogar darüber hinaus!) verbreitet.

Im Jahre 2010 führte mich das Schicksal mit dem hervorragenden Münchner Arzt, Dr. Dr. Thomas Beck, zusammen. Ihn haben schon die ersten Therapieversuche bei seinen Patienten so überzeugt, dass er fortan davon beseelt war, dieser Behandlungsmöglichkeit zu einer weiteren Verbreitung zu verhelfen und sie vor unqualifizierten Nachahmern zu schützen. Es war seine Idee, mit mir zusammen

Ärztinnen und Ärzten, ja sogar Heilpraktikerinnen und Heilpraktiker in der Anwendung dieser Methode auszubilden und zu zertifizieren. Mit ihm zusammen gründeten wir 2011 das Hormonnetzwerk (www.hormon-netzwerk.de), ebenso kam es zur Gründung eines Vereins, dem »Hormon Netzwerk« unter dem Dach der Arbeitsgemeinschaft Biomedizin.

Seit dieser Zeit bietet das Netzwerk in jährlicher Folge Grundseminare, Aufbauseminare und Expertenseminare für interessierte Ärztinnen, Ärzte und auch für Heilpraktiker an. Unsere Kurse sind nahezu immer ausgebucht, was ein erfreuliches Interesse an der Anwendung bioidentischer Hormone zeigt. Leider sind auch im Jahre 2018 die Gynäkologen in unseren Seminaren immer noch absolut in der Minderzahl!

In dieser Zeit wurde meine Methode und die von mir entwickelten Hormonkapseln vom Patentamt München unter internationalen Markenschutz gestellt, was nun durch das kleine »®« sichtbar ist.

Ein Kontakt mit dem Vitamin D Forscher, Herrn Professor Dr. Jörg Spitz anlässlich eines Kongresses in Barcelona, führte dazu, dass ich ab diesem Zeitpunkt auch das Vitamin D, von Herrn Professor Spitz als das »Sonnenhormon« bezeichnet, in das Therapiemanagement meiner Methode integrierte. Dadurch kam es ab diesem Zeitpunkt zu einer weiteren Verbesserung möglicher Therapieerfolge. Selbstverständlich musste dann dieses wichtige »Sonnenhormon« auch im vorliegenden Buch jetzt Erwähnung finden.

Im Jahr 2016 erschien im Buchhandel ein Buch, das mir eine besondere Freude bereitet hat. Herr Dr. Dr. Beck, mit dem mich inzwischen eine tiefe Freundschaft verbindet, hatte in relativ kurzer Zeit schon so viel positive Erfahrung sammeln können, dass er selber darüber ein zu Recht sehr erfolgreiches Buch (»Natürliche Hormone – mehr Gesundheit und Lebensfreude durch einen ausgeglichenen Hormonhaushalt – Die Rimkus® Methode«) verfasste. Mit diesem wundervollen Buch konnte Herr Dr. Dr. Beck seine große Kompetenz in der Anwendung humanidentische Hormone unter Beweis stellen und wird, da bin ich mir ganz sicher, einstmals mein Lebenswerk weiter fortführen, wenn ich meine letzte Reise angetreten habe.
Im Jahr 2019 werde ich (bei fortbestehender guter Gesundheit) das 80. Lebensjahr erreicht haben und daher sind, so meine ich, solche Überlegungen durchaus auch einmal zulässig.

Eine wichtige Information liegt mir noch am Herzen. Wenn ich an manchen Textstellen nur von »Ärzten« oder von »Heilpraktikern« spreche, so meine ich ganz selbstverständlich doch immer auch beide Geschlechter! Ganz korrekt geschrieben würde die Gefahr bestehen, dass der Text recht unleserlich wird. Man möge mir also diese Schreibweise verzeihen!

So, nun habe ich Sie sicherlich auf die dritte überarbeitete Auflage richtig neugierig gemacht und wünsche Ihnen interessante und lehrreiche Lesestunden!

Grußwort von Herrn Dr. Dr. Thomas Beck zur 3. Auflage

»Die wichtigsten Aspekte der Dinge sind durch ihre Einfachheit und Alltäglichkeit verborgen.«
Ludwig Wittgenstein

Immer wieder fühlen sich Patienten (aber auch Ärzte) verunsichert, die sich für bio-identische Hormone interessieren, weil »Hormone« angeblich »riskant und gefährlich« seien oder »weil Studien die Schädlichkeit der Hormone bewiesen hätten«.

Was soll nun jemand dazu sagen, der Hilfe für seine Beschwerden sucht? Wie sich entscheiden? Wo es doch schon ausgewiesenen Fachleuten fast unmöglich ist, die ungeheure Vielzahl und Vielschichtigkeit der Argumente richtig zu gewichten und abzuwägen? Wie soll sich der Laie entscheiden, wenn selbst wohlmeinende Ärzte vor den Gefahren einer Hormon-Ersatz-Therapie (HET) warnen?

Dr. med. Volker Rimkus ist der geniale Begründer der Rimkus® Therapie zum Ausgleich von Hormonmangelzuständen auf natürliche und individuelle Weise. Dieses Buch ist das grundlegende

Rüstzeug für jeden Menschen, der sich mit dem Thema Hormon-Ersatz-Therapie (HET) oder ganz generell mit dem Thema »Hormone und Wechseljahre« auseinandersetzen möchte.

Mit diesem Buch, das sich vornehmlich mit den Wechseljahren der Frau beschäftigt, ist es Dr. med. Volker Rimkus auf einmalige Weise schon vor gut 10 Jahren gelungen, die Diskussion um Möglichkeiten und Risiken der Hormontherapie in den Wechseljahren auf die entscheidenden Punkte zu reduzieren und dann einfach und vollkommen einsichtig zu beantworten. Rimkus stellt in diesem Buch also nicht die Beschreibung seiner Methode in den Vordergrund, sondern er setzt sich mit der Diskussion um die Hormonbehandlung ganz generell auseinander.

Dieses ist also ein wunderbares Buch für Fachleute! Die Komplexität der scheinbar widersprüchlichen Argumente und Statements der offiziellen wissenschaftlichen Diskussion kann eigentlich nur erahnen, wer sich auf die Untiefen wissenschaftlicher Diskussion einlässt. Rimkus geht aber nicht in diese Falle der Wissenschaft! Sondern die wesentlichen Argumente der jeweiligen Hormontherapien werden nacheinander in Ihrem Kern dargestellt und mit den natürlichen Vorgängen im menschlichen Körper ins Verhältnis gesetzt. Wenn man der Argumentation folgt, ergeben sich fast wie von selbst die jeweiligen Schlussfolgerungen.

Dieses Buch ist also NICHT für den Fachmann geschrieben, sondern für den Laien. Die Argumentation ist absolut auf der Höhe der Diskussion um die HET und klärt die entscheidenden kritischen Fragen und Themen. Aber die Argumentationsweise und die Sprache ist für jedermann verständlich. Hier schreibt keiner mit erhobenem Zeigefinger, der sich in seiner angeblichen Gelehrtheit sonnt, kein besserwisserischer »Gott in Weiß«, sondern einer, der in jahrzehntelanger Erfahrung als Arzt und Forscher das Thema wirklich durchdrungen und verstanden hat. Die fast unlösbare Herkules-Aufgabe der Bewertung und Gewichtung des wissenschaftlichen »Für und Wider« der Hormontherapie erscheint beim Lesen dieses Buchs wie ein Spaziergang durch einen wohl gepflegten Park mit einem erfahrenen, entspannten Führer, der auf die eine oder andere Sehenswürdigkeit hinweist. Und damit wird alles scheinbar ganz leicht und wohltuend klar, die Argumentation einfach und logisch.

Vielleicht darf ich mit unserem großen deutschen Dichter Friedrich Schiller sagen: »*Einfachheit ist das Resultat der Reife.*« Wir haben im Sinne Schillers ein reifes Buch vor uns. Ein Buch dessen Zeit gekommen ist, ein Buch, das sich durch Einfachheit, Klarheit und Tiefe seiner Argumente auszeichnet. Dieses Buch ist ein Glücksgriff für jeden, der verstehen möchte, worum es bei der Hormontherapie in den Wechseljahren im Wesentlichen eigentlich geht. Nach Lektüre dieses Buches kann sich jede/r selber für den individuell richtigen Weg entscheiden – ich erkenne für mich, was ich tun möchte!

So ist es mir eine tiefe persönliche Freude und Genugtuung, heute Volker Rimkus zur Neuauflage seines herausragenden Buches zu gratulieren, welches das Verständnis für die Sexualhormone und Ihre wunderbaren Wirkungen auf neue Weise beleben und vertiefen wird.

Ich wünsche dem Buch viele, viele Leser!

Thomas Beck, München im August 2018

Dr. Dr. med. Thomas Beck
Vorsitzender des HormonNetzwerks

www.Hormon-Netzwerk.de

1. Einführung

Wir wollen uns im Folgenden langsam an die Materie herantasten. Denn ich bin mir bewusst, dass das Kapitel »Hormone« – auch sogar für viele Ärzte – eines der schwierigsten ist. Erschwerend kommt hinzu, dass eine Hormontherapie auch mit sehr vielen und zum Teil auch sehr negativen Emotionen belastet ist.

Ich werde aber in diesem Buch immer versuchen, Ihnen mein Wissen so zu vermitteln, dass Sie meinen Gedankengängen auch gut folgen können und Sie nicht im Dschungel der wissenschaftlichen Theorien allein gelassen werden.

Haben Sie also ruhig den Mut, mich auf einer interessanten Reise durch die Welt der Hormone zu begleiten. Und es wird sicher auch so manchem Arzt nicht schaden, wenn er in diesem Buch auch einmal eine andere Meinung zu herkömmlichen Ansichten lesen kann.

Ich verspreche Ihnen, dass Sie nicht nur Probleme kennen lernen werden, sondern auch deren Lösungen!

Vorhang auf, wir starten!

1.1 Wie überträgt der Körper wichtige Informationen

Genauso, wie auch wir in unserem täglichen Leben verschiedene Wege gehen, um Nachrichten zu verbreiten, macht es auch unser Körper. Er hat Systeme für eine langsame, schnelle und ultraschnelle Informationsweitergabe entwickelt, so wie wir selber ja auch – je nach Wichtigkeit und Bedeutung unserer Nachricht – einen Brief schreiben, zum Telefonhörer greifen oder vielleicht ein Telegramm schicken, was aber durch das Internet mit der eleganten Möglichkeit, Emails zu schreiben, ein wenig aus der Mode gekommen ist.

Wenn eine Information in unserem Körper augenblicklich weitergeleitet werden soll, so bedient er sich auch seiner inneren »Verkabelung«, der Nervenbahnen. Da reicht dann z. B. ein kurzes Berühren unserer Hornhaut durch eine kleine Fliege und das Augenlid schließt augenblicklich – im wahrsten Sinne des Wortes – das empfindliche Sehorgan. Der Nervenimpuls ist ultraschnell, klingt aber auch genauso schnell wieder ab.

Die Kommunikation von wichtigen Informationen und Steuerungsimpulsen wird innerhalb einer Zelle sogar mit Lichtquanten, also in Lichtgeschwindigkeit geregelt. Nur so schaffen es die kleinen Kraftwerke (Mitochondrien), pro Sekunde etwa 10.000 verschiedene Steuerungsbefehle zu geben.

Doch manchmal ist es besser, etwas langsamer zu sein.

Und das ist dann bei Reaktionen im Körper angesagt, die über längere Zeit geregelt werden sollen und ebenso länger auch anhalten sollen. Also langsam anfluten und ebenso auch langsam wieder abklingen sollen. Zu vergleichen etwa mit der Steuerung unserer Heizung über ein Thermostat in der Wohnung. Dort soll eine von uns gewünschte Temperatur über lange Zeit gehalten werden. Es ist hier völlig ausreichend, auf Temperaturschwankungen von außen mit einer langsamen Gegenregulation der Heizung zu reagieren.

Im Körper ist es das Gehirn, welches die erforderlichen Einstellungen an die Hormondrüsen über seine Steuerhormone veranlasst. In unserem Beispiel steuert es die »Heizung« im »Keller«.

Genauso, wie die Heizung in der Wohnung keine Wärme liefern würde, wenn wir das Thermostat nicht auf Raumtemperatur stellen, so nimmt auch keine Hormondrüse im Körper ihre wichtige Arbeit auf, ohne einen Impuls aus dem Gehirn dazu zu erhalten.

Das »Thermostat«, der die richtige Menge der gebildeten Hormone steuert, sitzt also im Gehirn. Kommt dort über die Blutbahn zu viel an Hormonen aus der Peripherie an (ist es also in der Wohnung zu warm geworden), so wird die Produktion gedrosselt. Sinken die Spiegel unter das erwünschte Niveau, so werden die Drüsen zur Produktion angeregt. Für die Übertragung dieser Informationen benutzt das Gehirn seine eigenen Steuerhormone.

Zur Regulierung der Östrogenproduktion dient das Follikel stimulierende Hormon (FSH). Die

Menge an Progesteron wird durch das zentrale Steuerhormon LH (Luteotropes Hormon) geregelt.

Große Mengen an diesen Steuerhormonen bewirken auch eine große Menge an gebildeten Hormonen in den entsprechenden Drüsen (z. B. Eierstöcke, Hoden, Schilddrüse und Nebenniere).

Kehren wir noch einmal zu unserem Beispiel mit der Heizungssteuerung zurück:

Was würden wir machen, nicht wissend, dass unsere Heizung im Keller defekt ist, wenn es uns in unserer Wohnung zu kalt und ungemütlich geworden ist?

Nun, wir würden als erste Maßnahme die gewünschte Temperatur am Thermostaten einfach ein Stück höher wählen. Und noch höher, noch höher und immer höher, bis auch der Letzte von uns einsehen müsste, dass die Heizung im Keller wohl kaputt ist …

Wir können also leicht erkennen, ob der gerade gemessene Hormonspiegel in der augenblicklichen Höhe vom Gehirn, also von unserem Körper, so akzeptiert wird, wenn wir bei der Bestimmung eines Hormonwertes immer auch die Höhe des Steuerhormons mit messen. Wir werden damit nachschauen können, wie hoch der »Thermostat« gedreht worden ist, und wie hoch die Menge der produzierten Hormone als Antwort auf die Höhe des Steuerhormons ist. Sind die Werte für das Steuerhormon sehr hoch, aber die Hormonmenge nur gering, können wir daraus auf eine Erschöpfung der Hormondrüsen schließen. Der Körper verrät uns somit seinen »Hormonhunger«!

So findet der Arzt dann typischerweise in den Wechseljahren sehr, sehr hohe Werte für diese zentralen Steuerhormone (FSH, LH) aber so kleine Mengen an produzierten Körperhormonen, dass man diese kaum noch messen kann. Und das liegt nun nicht, wie am Beispiel unserer Heizung daran, dass die Eierstöcke »kaputt« sind, sondern dass sie gealtert und erschöpft sind und ihre Funktion ganz allmählich eingestellt haben.

Man kann dann auf diese Weise nicht nur sehr schön den »Hormonhunger« des Körpers erkennen und dokumentieren, sondern man gewinnt so eine sehr kompetente Möglichkeit, im Zusammenspiel dieser beiden Werte sogar den Erfolg einer Hormonbehandlung zu kontrollieren.

Und immer wieder können wir sehen, wie wunderbar die langsame Erhöhung der desolaten Hormonwerte unter der Behandlung nach oben gehen, die Steuerhormone wieder absinken und es, passend dazu, den behandelten Frauen auch wieder deutlich besser geht!

Wenn unter einer richtigen Behandlung die Hormonwerte im Blut ansteigen, dann sinken also logischerweise die Spiegel der Steuerhormone und zeigen an, dass der »Hormonhunger« des Körpers langsam gestillt wird. Das ist dann ja sogar ein Beweis, dass Ihr Arzt Hormone verordnet hat, die der Körper von den ehemalig selber produzierten nicht unterscheiden kann! Reagieren diese gemessenen Hormonspiegel nicht auf die Behandlung, ist etwas »faul im Staate Dänemark«.

Unter einer Behandlung mit Synthetika, also chemisch verfälschten Hormonen, kann man dann keinerlei Veränderung in diesem Bereich nachweisen, was eigentlich sehr deutlich die Unwirksamkeit einer falsch angesetzten Hormonbehandlung deutlich macht! Leider ist es in den gynäkologischen Praxen nicht üblich, Hormonwerte zu bestimmen. Sonst wäre es früher schon aufgefallen, dass Frauen eine unwirksame und nebenwirkungsreiche Behandlung erhalten, die allerdings anstandslos von allen Kassen bezahlt wird!

Die durch die Aktivität des Gehirns angeregten Hormondrüsen bilden normalerweise also immer die zur Steuerung passende Menge an Hormonen, die wiederum dann selber die wichtigen Steuerfunktionen in unserem Körper übernehmen.

Hormone sind so wichtig, dass ein gesundes Weiterleben bei einem Mangel an ihnen nicht möglich ist.

Lebensnotwenige Strukturen für die Übermittlung von Steuerungsimpulsen gehen ohne Hormone für den Körper verloren.

Der Ausfall der körpereigenen Hormonaktivität mit Beginn der Wechseljahre entspricht also quasi einem Verlust der Eierstöcke oder Hoden. Das wäre dann ein Effekt, wie er nach einer Kastration eintreten muss. Ein unschönes Wort, was aber die wahre Situation gnadenlos beschreibt. Und genau so schildern es auch viele Frauen in ihren bewegenden Berichten, wenn sie in die Wechseljahre gekommen sind.

Eine sicher nicht sehr angenehme Vorstellung für manche Frau, vielleicht noch 50 Jahre lang in diesem Zustand das Leben fristen zu müssen? – wenn der Hormonmangel nicht ausgeglichen wird!

Bevor Sie jetzt ein kaltes Grausen packt, möchte ich schon einmal vorausgreifen und Sie damit trösten, dass diese bedrückende Situation aber nur so lange besteht, wie Sie unbehandelt bleiben, das Defizit also nicht ausgeglichen wurde!

1.2 Wozu braucht der Körper eigentlich Hormonrezeptoren

Jeder Frau ist sicher noch gut in Erinnerung, dass mit dem Erwachen der ersten Regeln (der sog. Menarche) sich sehr rasch auch gravierende äußere Veränderungen am Körper bemerkbar machten.

Es bildeten sich die »weiblichen Formen« und besonders auffällig konnte es die junge Frau am Wachstum ihrer Brüste erkennen.

Dieser wunderbare Umbruch vom Mädchen zur jungen Frau vollzieht sich aber nicht in allen Organen. Es wächst zwar der Brustdrüsenkörper, gottlob aber nicht die Nase, die Ohren oder Füße!

Aber, wie hat das der junge weibliche Körper hinbekommen, dass die Wirkung der nun plötzlich im Blut kreisenden Hormone nur an ganz bestimmten Stellen wirksam werden kann?

Hier bedient sich unser Körper eines genialen Tricks, mit welchem es nur bestimmten Zellen gestattet wird, sich am kostbaren Hormonvorrat zu bedienen. Körperzellen, die zu den hormonabhängigen und hormonsensiblen Organen gehören, sind mit sog. Rezeptoren ausgestattet.

Nur wenn diese Rezeptoren es erlauben, darf das Hormon in der Zelle seine vorbestimmte Arbeit erledigen. Und wehe, wenn dann dort durch chemische Tricks falschen Substanzen der Zugang erlaubt wird.

Der Zutritt zum Zellinneren, wo diese Rezeptoren angesiedelt sind, ist also gleichsam der Eintritt in das Allerheiligste unseres Körpers. Daher passt er mit Unterstützung seiner Rezeptoren im Zellkern sehr gut auf, dass niemand unbefugt diese Schwelle zur Informationsverarbeitung auf den Chromosomen überschreiten kann. Denn dort sind alle genetischen Informationen unseres Körpers gespeichert und die gilt es, besonders zu schützen!

Kennen wir nicht auch solche »Rezeptoren« aus unserem täglichen Umfeld?

Natürlich!

Immer, wenn Sie Ihr Handy neu einschalten, fragt es Sie nach Ihrem persönlichen Code.

Damit soll verhindert werden, dass Unbefugte in Ihr »Handy« – also zu seiner inneren Funktion gelangen können.

Und was passiert, wenn Sie nur einen einzigen falschen Buchstaben oder eine einzige falsche Zahl Ihres Codes dem »Rezeptor« in Ihrem Handy anbieten? Er weist den Zugang ab.

Gleiches kennen Sie ja auch vom Gebrauch Ihrer Kreditkarte.

Ohne Geheimzahl lässt sich der »Rezeptor« am Bankautomaten nicht überlisten. – Normalerweise, höre ich Sie sagen. Nämlich nur dann, wenn nicht auf illegalem Weg versucht wird, diese sinnvolle Sperre doch »irgendwie« zu überlisten, um dann unerlaubt mit Ihrem Handy zu telefonieren oder Schaden auf Ihrem Konto anzurichten.

Merken wir uns also etwas sehr Wichtiges an dieser Stelle:

Wer mit unerlaubten Tricks sich Zugang zu Systemen verschafft, die mit Hilfe von Rezeptoren abgesichert sind, wird immer einen Schaden hinterlassen!

Aber genau so ergeht es leider unserem Körper, wenn unsere Forscher statt Originalhormone für eine Behandlung zu verwenden, so lange mit Nachahmern in ihren Forschungslaboratorien experimentieren, bis sie eine hormonähnliche Substanz gefunden haben, mit der sie den Rezeptor in der Zelle überlisten können.

Diese Substanzen unterscheiden sich dann eigentlich gar nicht von den Bösewichtern, die mit Ihrer Kreditkarte unerlaubt Einkäufe tätigen oder mit Ihrem Handy unbefugt mit der Karibik telefonieren. Denn nun kann eine körperfremde Substanz in die Zelle eindringen, die normalerweise unbedingt hätte »außen vor« bleiben müssen!

Eigentlich kann nämlich unser Körper mit Hilfe der Rezeptoren sehr gut regeln, dass nur jene Substanzen ins Zellinnere vordringen dürfen, die in einer Jahrtausende alten Evolutionsauslese genügend getestet wurden.

Denken Sie in diesem Zusammenhang nur einmal an die Katastrophe die eintrat, als der böse Wolf im Märchen den »Rezeptor« an der Tür der sieben kleinen Geißlein durch Fressen von Kreide und einer mit Mehl beschichteter Pfote überlisten konnte!

Es kam zu der bekannten grauenvollen Katastrophe!

Es war einfach furchtbar, wie sich der böse Wolf auf die armen, kleinen Geißlein stürzte …

Sie hatten durch die List des Wolfes doch so fest daran geglaubt, nicht der Wolf, sondern das liebe Mütterlein sei wieder zurück und lösten irrtümlich die Sperre am Rezeptor!

Und genau so ergeht es jeder Zelle, wenn nicht die »Geißmutter«, sondern ein künstliches Hormonplagiat («der böse Wolf«) oder eine dem Hormon nur an einer wichtigen Stelle ähnliches Pflanzensubstrat die Rezeptoren überlisten können und ihnen dann ein Zugang in das Zellinnerste ermöglicht wird.

Wird Ihnen nun klar, warum ehrliche Studienergebnisse mit der Anwendung dieser Industrieerzeugnisse so schlecht ausfallen?

1.3 Was sind Wechseljahre und reicht da ein »Augen zu und durch« um sie zu bewältigen?

Die sehr weit verbreitete Meinung, (auch erstaunlicherweise neuerdings sogar bei vielen unserer Experten), ist die Aussage, dass die ganze bedrückende Symptomatik für eine Frau, die den Hormonzusammenbruch ihrer Wechseljahre erlebt, nur vorübergehend sei. Nach einer mehr oder weniger langen Leidensperiode ist alles überstanden und die Sonne eines allgemeinen Wohlbefindens lacht wieder, wie in den Jahren zuvor. Ja ich kenne sehr viele Frauen, die fest davon überzeugt sind, dass sie durch die Wechseljahre »hindurch sind« und somit sich auch in keiner Weise angesprochen fühlen, wenn über Hormone in den Wechseljahren gesprochen wird. Sie verbinden dann neu auftretende Beschwerden wie Herzprobleme, Depressionen oder Gelenkprobleme nicht mit ihrem niedrigen Hormonstatus. »Ich brauche keine Hormone«, höre ich sehr oft in meinem Umfeld sagen ...

Schön wäre es, wenn das so stimmen würde! Um zu verstehen, was ich zu diesem so oft missverstandenen Thema zu sagen habe, machen wir uns die komplizierten Zusammenhänge erst einmal an einem Beispiel klar.

Dieses Mal nehmen wir es nicht aus unserer Wohnung, sondern besser aus der Pflanzenwelt:

Wir vergleichen einfach einmal eine Frau, die aus ganz natürlichen Gründen, altersbedingt, die Funktion ihrer Hormondrüsen eingebüßt hat mit einer wunderschönen Blume aus dem Garten, die plötzlich nicht mehr draußen in der frischen Erde steht. Dort brauchte sie sich nicht weiter darum zu kümmern, ob auch immer genügend Nährstoffe in der Erde und ausreichend Regenwasser von oben vorhanden war. Diese wichtige Versorgung lief ganz unbemerkt für eine Pflanze in freier Natur ab.

Aber plötzlich wird diese schöne Pflanze ausgegraben und in einen Blumentopf gesetzt. Ihr weiteres Dasein wird sie nun auf der Fensterbank fristen müssen. Hier erreicht sie kein einziger Regentropfen mehr und der Vorrat an Nährstoffen in der begrenzten Menge an Erde im Blumentopf geht sicher auch bald zur Neige ...

Die jetzt noch feuchte Erde und die dort auch noch enthaltenen Nährstoffe gaukeln ihr aber vor, als sei eigentlich gar nicht so viel geschehen!

Mit dem »kleinen Ortswechsel« könne man ja eigentlich ganz gut leben.

Und vielleicht erkennt die Pflanze zunächst sogar auch einige Vorteile dieser Situation. Hier trifft sie kein Hagelkorn und kein Sturm kann nun ihre Stängel brechen oder die Blätter zerzausen!

Doch nach kurzer Zeit wird die Erde schon trockener und trockener und die Nährstoffe werden in dem kleinen Topf auch zunehmend knapp und knapper.

»Hunger« und »Durst« stellen sich ein. Auf jeden Fall eine Situation, die der armen Pflanze bislang völlig unbekannt war.

Und wenn wir genau hinschauen, dann können wir auch mit bloßem Auge schon gravierende Veränderungen an der armen Pflanze wahrnehmen. Sie lässt ihre Blätter und Stängel hängen; die Blüten sind abgefallen.

Sie ist auf dem Weg, zu vertrocknen, ja zu sterben … Vielleicht spürt sie sogar etwas von der trostlosen Situation: Hitzewallungen, Depressionen, zunehmender Verlust an vitalen Funktionen, Veränderungen ihres äußerlichen Erscheinungsbildes …?

Und sollten sich einige dieser Symptome nach einiger Zeit wieder verflüchtigen oder abschwächen, so würde unsere arme Pflanze sicher glauben, dass die Gefahr schon fast vorüber ist und sie auf ein neues und schönes Leben im Topf auf der Fensterbank hoffen darf.

Wir alle aber wissen, dass die Pflanze da leider vollkommen einer Illusion unterliegt.

Aus dem Zustand, den sie jetzt ja erst am Anfang erlebt, kommt sie niemals wieder heraus – es sei denn …

Ja, es sei denn, jemand würde sich ein Herz nehmen und die Topfpflanze gießen und gelegentlich auch düngen. Aber wie oft und wie lange und in welcher Dosierung?

Nun sicher nicht so: »Wenn möglich gar nicht und nur für kurze Zeit und möglichst nur mit einer winzigen Menge«, wie es unsere Experten vorschlagen. Und, schauen Sie doch einmal in die »Gießkanne« die Ihnen unsere »Experten« in die Hand drücken!

Sie ist mit »Benzin« statt Regenwasser gefüllt! Und jetzt können wir auch ihre Warnungen gut verstehen, di da empfohlen werden! Und diese sind dann sogar auch ganz berechtigt!

Darüber werde ich Ihnen noch später ausführlicher berichten.

Nein, wir nehmen uns als Vorbild für unsere Blumenpflege lieber die Situation, wie sie vor dem Eintopfen draußen in der Natur geherrscht hat! Sie kämen sicher doch niemals auf die Idee, etwas Anderes als reines Wasser, möglichst Regenwasser, zum Gießen zu benutzen.

Uns ist klar, dass unsere Pflanze durch diese Wechseljahre niemals »durch« sein kann und wird, so lange auf jeden Fall nicht, wie sie auf der Fensterbank bleibt.

Doch von dort kommt sie niemals wieder weg!

Der Beginn dieses Lebensabschnitts ist für eine Frau (und ebenso auch für einen Mann!) gut mit der Situation unserer Topfpflanze zu vergleichen:

Den Weg zurück »in den Garten« gibt es nicht mehr und so kommt eine Frau also auch niemals durch ihre Wechseljahre hindurch, sondern sie bleibt dort so lange gefangen, bis ihr Leben beendet ist – oder, bis jemand sie liebevoll mit »Regenwasser« behandelt. Selbst dann bleibt sie immer noch eine »Topfpflanze«, nur eben liebevoll auf der Fensterbank gepflegt.

Und so, wie eine Topfpflanze von richtiger Pflege profitiert und dann auch ein viel längeres und lebenswerteres Leben erhält, als unbehandelt vor sich hin zu welken, so wird auch die alternde Frau sehr rasch Vorteile aus einer richtigen Behandlung ziehen können. Und zwar nur so lange, wie es sinnvoll erscheint. Auf jeden Fall doch wohl bis ans Lebensende und nicht nur für eine kurze Zeitspanne!

Wir merken uns also:

Es gibt kein »Augen zu und durch« bei der Bewältigung der Wechseljahre!

Ein Ausgleich eines durch Messung bewiesenen Hormonmangels sollte so früh wie möglich und so lange wie es überhaupt geht und logischerweise mit genau den Stoffen ausgeglichen werden, deren Mangel gemessen wurde.

Nur weil nicht alle Frauen Hitzewallungen oder Depressionen in der Anfangszeit verspüren, dürfen diese sich nicht in der trügerischen Gewissheit wiegen, von diesem Zustand verschont zu werden. Und keine Frau sollte hoffen, dass, wenn der Körper seine Warnungen vor dem aufgetretenen Hormonmangel zurückfährt, sie nun ihre Jugend doch wieder zurück erhalten hat oder dass ihr das »Verwelken« erspart bleibt. Solch eine Frau gewöhnt sich vielleicht langsam an den Mangelzustand und sehr viele leben sogar recht glücklich damit.

Behalten Sie bitte sicherheitshalber immer das Beispiel unserer armen Blume im Topf auf der Fensterbank im Gedächtnis!

Und eines sollten Sie sich vielleicht auch noch vor Augen führen:

Die Wechseljahre sind keine plötzlich aufgetretene Krankheit, die kurzfristig geheilt werden kann oder die man einfach ignorieren könnte. Sie sind ein natürlicher Zustand, der in unseren biologischen Bauplan fest eingefügt wurde!

Insofern wird man es wohl auch dem einzelnen Individuum überlassen dürfen, ob es sich in diesem Lebensabschnitt überhaupt helfen lassen möchte.

Eine Topfblume fragen wir erst gar nicht, ob sie gegossen werden will; aber einer Frau sollte man diese Entscheidung doch wohl selber überlassen. – Es sei denn, dass in fernerer Zukunft die Solidargemeinschaft der Krankenversicherten sich darüber mokiert, dass eine Gruppe von Frauen aus Eigensinn dieser Gemeinschaft Behandlungskosten aufzwingt, die mit einer richtigen Therapie vermeidbar gewesen wären.

Im Augenblick sind die Kosten der bislang allgemein empfohlenen »Behandlung« mit Hormonanalogika (synthetischer Hormonersatz) wegen der hohen Rate an Folgeschäden eher höher als deutlich niedriger anzusetzen, was aber wohl Niemanden stört. Erstaunlicherweise kümmert das sogar noch nicht einmal die Krankenkassen, die doch sonst immer über einen notorischen Geldmangel klagen!

1.4 Was wechselt – und wo hin?

Wenn die 30-er Jahre zu Ende gehen und der Mensch in das 4. Lebensjahrzehnt eintritt, dann bemerkt wohl jeder Mensch mehr oder weniger, dass irgendetwas anders wird, dass manches nicht mehr so wie früher weggesteckt werden kann.

Körper und Psyche werden »fragiler«.

»Das hätte ich früher doch mit Links geschafft«,

»Das hätte mich doch früher nicht aufgeregt und aus dem Konzept gebracht!«

Aber, was hat das alles mit »Wechseljahren« zu tun, fragen Sie sich vielleicht?

Schauen wir uns doch einmal die folgende Abbildung genauer an, die ein Maler schon im Jahr 1888 so schön und treffend gestaltet hat:

Die Alterungspyramide

Im linken Bildteil geht es ständig aufwärts. Das Leben wird so langsam immer vielfältiger, aufregender und lebenswerter. Und niemand scheint zu ahnen, dass es nicht immer so bleiben wird. Dieser Lebensabschnitt ist durchaus angenehm, und wird sicher auch nicht als ein bedrohlicher Alterungsprozess erlebt, obwohl genau genommen, ja auch hier bereits ein ständiges Altern stattfindet.

In der Mitte dieser Abbildung hat der Künstler das 50. Lebensjahr mit einem kleinen Plateau markiert.

Auf der rechten Bildseite geht das Leben zwar auch genauso schnell weiter; aber in ständigem Abstieg, bis dann mit dem 100. Lebensjahr auf der Abbildung der Sarg bereitsteht!

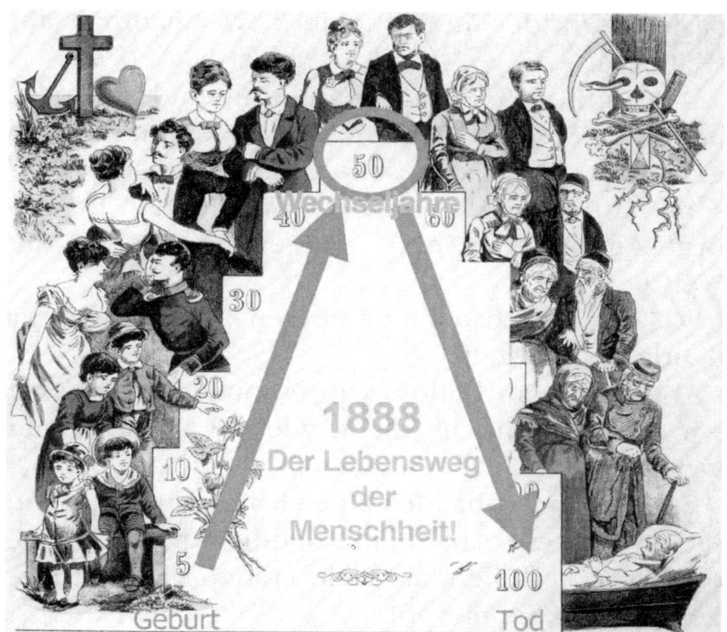

Lebensweg der Menschheit

Die Wechseljahre sind dort eigentlich nur eine kurze Zeitspanne, die wir auf einem »Lebensplateau« um das 50. Lebensjahr verbringen. Ein Zeitraum also, wo unsere Lebenskurve dann von »aufwärts« nach »abwärts« abknickt.

»Wir«, d. h. also Frauen und Männer!!

Es gibt sie also auch, die männlichen Wechseljahre!

Wer als Mann mehr darüber wissen möchte, kann sich in meinem Buch: »Der Mann im Wechsel seiner Jahre« näher informieren. (s. Literaturempfehlung am Ende des Buches)

Wir müssen ohne »Wenn« und »Aber« akzeptieren, dass wir altern.

Und keine der heute angebotenen sog. Anti-Aging-Verlockungen wird es verhindern können, dass die Uhr des Alterns leider doch unaufhaltsam weiterläuft.

Denn mit und ohne Behandlung sind in einem Jahr alle Menschen auch wieder ein Jahr älter geworden. Und so gesehen, haben unsere Wissenschaftler mit dem viel versprechenden Begriff »Anti-Aging« eher eine »Mogelpackung« in die Welt gesetzt.

Das wird auch auf der oberen Abbildung sehr deutlich dargestellt.

Aber, ganz so hilflos, wie es nun scheint, sind wir gottlob dennoch nicht, wie wir später sehen werden.

Es gibt sehr wohl auch eine ehrliche Möglichkeit, die zweite Lebenshälfte mit deutlich mehr Lebensqualität zu erfüllen, als viele Frauen glauben mögen! Warten Sie nur ab!

Mehr Lebensqualität bedeutet aber zwangsläufig auch, seltener krank zu sein. Als unausweichliche Folge müsste daraus eine etwas verlängerte, aber dann lebenswert verlängerte, Lebenserwartung herausspringen ...

Den natürlichen Alterungsprozess von Grund auf auszutricksen, ist ein uralter Traum der Menschheit. Aber ist es nun ein wirklicher Segen, 80, 90 oder gar 100 Jahre alt zu werden, wenn ein solches Altern vielleicht auch heut zu Tage oftmals mit Krankheit und Gebrechlichkeit verbunden ist?

Leider ist ja das Altern ohne eine Hilfe doch häufig noch mit zunehmendem Leid verknüpft.

Nur 2 Prozent der Menschen sterben an Altersschwäche!

Wenn wir es also ganz genau nehmen, dann sind die Wechseljahre eine mehr oder weniger lange

Lebensspanne, die nur uns Menschen geschenkt wird, wenn wir unsere biologischen und gesellschaftlichen Pflichten erfüllt haben. Der Tod wird also nur noch ein wenig hinausgeschoben.

Bei allen Tieren erlischt nach Verlust der Fortpflanzungsfähigkeit auch automatisch rasch das Anrecht, auf dieser Welt zu leben.

Interessant ist also, dass es diese gnädige Lebensverlängerung im Tierreich wohl nicht gibt.

Am Anfang sind aber viele Frauen durchaus mit der neuen Lebenssituation zufrieden. Die doch oftmals als lästig empfundenen, monatlichen Blutungen haben aufgehört, es müssen keine Maßnahmen mehr zur Verhütung ungewollter Schwangerschaften getroffen werden und oftmals halten sich die bekannten Wechseljahresbeschwerden ja auch noch in Grenzen, so dass solchen Frauen dann eine lebensbejahende und auch recht positive Lebensspanne vorgegaukelt wird. Zu viele Frauen wägen sich dann in der trügerischen Hoffnung, dass es genau so auch in Zukunft weitergehen wird ...

Doch die »Lunte« ist mit dem Versiegen der Periodenblutungen gezündet.

Der Wechsel in einen völlig neuen Lebensabschnitt ist programmiert, in welchem der Körper ohne die lebensnotwendigen Hormone mehr schlecht als recht in einer Mangelsituation weiter leben muss.

Von einem Wechsel aus dem einen »Paradies« in das andere, kann also leider nicht die Rede sein!

1.5 Die einzelnen Stufen der Wechseljahre

Viele wichtigen Grundlagen haben wir uns zum Verständnis dieses Kapitels bereits schon erarbeitet und können nun gut darauf aufbauen.

Den Beginn der Wechseljahre darf man sich nun nicht so vorstellen, als würde so über Nacht eine völlig neue Situation über eine Frau hereinbrechen. Da die Funktion der hormonbildenden Drüsen nicht urplötzlich versiegt, ist auch das Beschwerdeprofil, welches eine Frau erlebt, eher schleichend, als dass sich ihre Lebenssituation mit einem Paukenschlag ändert. Auch gibt es im Erleben dieser neuen Lebensphase sehr, sehr große individuelle Unterschiede! Für Männer ist dieser Übergang noch viel schlechter erkennbar.

Die ersten spürbaren Symptome erklären sich mit der Tatsache, dass der Vorrat an sprungfähigen Eizellen in den Eierstöcken im Laufe der Jahre rapide abnimmt.

So wie man beim Öffnen von Nüssen erleben kann, dass die eine oder andere Nuss nach dem Knacken der Schale ohne Kern ist, so nimmt die Zahl der Zyklen einer alternden Frau zu, die »taub« bleiben. Trotz der Einwirkung des Steuerhormons FSH, welches den Follikel (die Ei-Anlage) zum Ausreifen bringen soll, springt zunehmend oft kein Ei mehr.

Und da die Bildung des wichtigen Gelbkörperhormons »Progesteron« von einem intakten Eisprung abhängig ist, wird als Folge dieser Situation nun auch parallel dazu, das Gelbkörperhormon

Progesteron kaum mehr gebildet. Vereinfacht können wir uns das etwa so vorstellen, dass Progesteron nur aus der »Eierschale« (dem Gelbkörper) des gesprungenen Eis gebildet werden kann.

Diese Tatsache hat bereits einige spürbare Auswirkungen, die das Leben einer dann zumeist noch relativ jungen Frau schon arg belasten kann.

Eine Frau bemerkt nicht immer erfreut, dass ihre Regeln anfangen zu stolpern. Sie kommen früher, oft auch sehr verspätet und es stellen sich – dazu passend – auch sehr lästige Störungen in der Regelstärke ein. Das ist eine sehr belästigende Zeit für eine Frau! Sie kann sich nicht mehr auf den Rhythmus ihrer Perioden verlassen und oft kommen die Blutungen überraschend und ungelegen.

Es wechseln schwache mit sehr starken Blutungen ab, je nachdem, ob oder wie viel Östrogen und Progesteron noch gebildet wurden.

Dieser erste neue Lebensabschnitt ist also durch lästige Zyklusstörungen gekennzeichnet. Männer können sich freuen, einen solchen Übergang nicht durchleben zu müssen.

1. Häufig erlebt eine Frau diese Situation bereits in einem Alter von Ende dreißig bis Anfang vierzig; einer Zeitspanne, wo einige Frauen sich sogar durchaus noch ein Kind wünschen, weil die Sicherung der Karriere keinen früheren Kinderwunsch zuließ.

Es wird uns natürlich völlig klar, dass die Chancen auf eine Schwangerschaft deutlich abnehmen, wenn die Zahl der Zyklen mit intaktem Eisprung immer seltener wird.

Das fehlende Hormon »Progesteron« in der zweiten Hälfte eines Zyklus hat aber noch ganz andere Auswirkungen. Das genaue Spektrum dieser Mangelsituation werde ich Ihnen in einem späteren Kapitel noch genauer schildern, wenn wir uns die Wirkprofile der Sexualhormone genauer anschauen werden.

An dieser Stelle sei aber schon so viel verraten, dass die schwankenden Progesteronspiegel leider auch dazu führen, dass die Regeln – und besonders die Tage vor dem Ausbruch der Blutungen – zunehmend mit Unterleibsschmerzen und starken Stimmungsschwankungen und lästigen Kopfschmerzen belastet sind. Medizinisch nennt man das dann das sog. »praemenstruelle Syndrom«.

Wenn dann in der Frauenarztpraxis in diesem Lebensabschnitt eine Hormonmessung gemacht wird, so findet der Arzt dann typischerweise einen zwar schwankenden, aber im Wesentlichen doch noch ausreichenden Östrogenspiegel aber schon einen gewissen Mangel an Progesteron.

Erwischt man einen der gestörten Zyklen, so ist der Progesteronwert deutlich erniedrigt. Hat man das Glück (oder Pech...), einen der wenigen noch intakten Zyklen zu erfassen, so wundert sich Ihr Arzt darüber, dass Sie über Beschwerden klagen, ohne, dass er einen Hormonmangel nachweisen kann, der Ihre geäußerten Beschwerden erklären würde.

Und sehr schnell wird die arme Frau dann in die Ecke einer Psychopatin geschoben...

Also Vorsicht, lassen Sie sich bitte daher nicht mit einer einzigen Messung abspeisen!

In diesem noch relativ frühen Lebensabschnitt einer Frau mag noch niemand das Wort Wechseljahre oder Klimakterium – wie es im Fachjargon heißt – in den Mund nehmen. Dieser Lebensabschnitt hat als Leitsymptom leider lästige und quälende Zyklusschwankungen, auf die eine Frau nicht immer gut vorbereitet ist.

2. Aber, das Rad dreht sich unaufhaltsam weiter und so führen genetisch bedingte Alterungsprozesse dazu, dass die Eierstöcke zunehmend auch Probleme bekommen, um noch eine ausreichende Östrogenmenge zu produzieren.

Dadurch kommt zu den schon bekannten Problemen nun leider noch eine Vielzahl ganz neuer Symptome und Beschwerden hinzu, wobei eine große individuelle Bandbreite von Frau zu Frau zu beobachten ist.

Wie wir schon hörten, muss nicht jede Frau damit rechnen, das ganze Spektrum der möglichen Beschwerden eines nun zusätzlich auch eingetretenen Östrogenmangels am eigenen Körper zu verspüren. Es gibt da »Sensibelchen«, die sich mit unglaublich vielen Beschwerden herumquälen müssen und andere, die dann regelrecht stolz darauf sind, angeblich von der Natur dazu prädestiniert worden zu sein, kaum Wechseljahresbeschwerden zu haben ...

Dass sie deshalb auch gar keine Wechseljahre haben, ist aber eine Illusion! Ich habe Ihnen das ja schon erläutert.

Der zunehmend stärker werdende Östrogenmangel in den immer unregelmäßiger werdenden Zyklen kann die Stimmungsschwankungen, die schon durch den anfänglichen Progesteronmangel herrschten, bis hin zu sehr schweren Depressionen steigern.

Da bereits diese Schwankungen in den Hormonspiegeln in der Regel schon sehr deutliche Beschwerden verursachen, spricht man nun von dem sog. Präklimakterium, also von einem Lebensabschnitt »vor den Wechseljahren«.

Warum ist man da noch etwas vorsichtig, dem »Kind« nicht schon den richtigen Namen zu geben?

Das liegt daran, dass die Funktion der Eierstöcke eben noch nicht ganz erloschen ist und sich Phasen deutlicher Mangelzustände mit Phasen fast normaler, ja oft sogar mit stark erhöhten Hormonwerten, besonders bezüglich des Östrogens, nachweisen lassen und somit ein oft schwer einzuordnendes Bild abgeben.

Daran ist in erster Linie unser Gehirn schuld. Denn immer, wenn in der Zentrale ein zu niedriger Östrogenwert registriert wird, schüttet das Gehirn verstärkt das Steuerhormon FSH aus, das die schwächelnden Eierstöcke dann zu einer Höchstleistung stimuliert. Ja, es kann somit dann sogar auch noch in einem höheren Lebensalter durch diese enorme Anfeuerung der Eierstöcke (Ovarien) zu einem Eisprung und dann sogar auch gelegentlich zu einer dann nicht immer mehr unbedingt erwünschten Schwangerschaft kommen. So mancher späte »Nachzügler« in einer Familie entspringt dieser Situation!

Oft wird der Follikel aber auch so stark durch das Steuerhormon gepuscht, ohne aber die Kraft auf zu bringen, das Ei-Bläschen auch zum Platzen zu bringen. Die Eiblase (Follikel) schwillt immer weiter an und bildet sich zu einer großen, flüssigkeitsgefüllten Zyste heran, die im Ultraschall gut erkennbar ist.

Die Folge davon ist ein unangenehm ziehender Schmerz im Unterleib, ein verlängerter Zyklus und ein immer höher steigender Östrogenwert im Blut,

Denn, so lange der Follikel nicht platzt (springt), produziert der Eierstock immerfort schrankenlos Östrogen. (Wie eine Waschmaschine, die im Schleudergang stecken geblieben ist ...)

Die Östrogenspiegel können so auf das gut zehnfache des Normalwertes ansteigen.

Diese so selbst gemachte Überdosierung bleibt natürlich auch nicht ohne Folgen.

Der viel zu hohe Östrogenspiegel führt zu starken, schmerzhaften Spannungen in den Brüsten und induziert dortselbst wiederum zystische Aufweitungen in den Milchgängen. Eine Frau verspürt dann neben dem starken Spannungsschmerz zusätzlich auch noch viele unterschiedlich große Knoten in der Brust, die bei ihr natürlich die Sorge schüren können, hier hätten sich eventuell bösartige Veränderungen ausgebildet.

Gottlob haben diese Veränderungen aber mit einem Krebswachstum nichts gemein!

Medizinisch spricht man von einer »Zystischen Mastopathie«.

Wenn dann irgendwann die Dehnbarkeit der Follikelzyste an ihre Grenzen stößt, zerplatzt die große Zyste im Eierstock spontan. Die quälenden Schmerzen im Unterleib sind schlagartig verschwunden. Aber einige Tage später folgt eine gewaltige Abbruchblutung, weil sich durch den krankhaft hohen Östrogenwert auch eine sehr üppige Schleimhaut in der Gebärmutter aufgebaut hat, die der Körper durch die Blutung gern wieder los sein möchte.

Kurzum, dieser Lebensabschnitt einer Frau ist bereits von vielen Beschwerden und Belästigungen flankiert, die sogar auch in manchen Fällen ärztliche Eingriffe, wie eine Ausschabung der Gebärmutter, zur Folge haben können.

Zwar selten – aber doch ab und an – werden die Eierstockszysten so groß, bzw. machen solch starke Schmerzen oder drehen sich mehrmals um ihre eigene Achse, dass dann nur noch eine operative Hilfe (Punktion der Zyste) angesagt ist. Für den Arzt ist auch zu beachten, dass nicht immer darauf Verlass ist, dass nicht etwa hinter einer Eierstockszyste auch einmal ein zystischer gutartiger Tumor (Ovarialkystom) stecken könnte, wo dann nur eine rechtzeitige Operation helfen kann, das schrankenlose Wachstum zu beenden. Gottlob sind solche Ereignisse aber recht selten.

Es erklärt sich von allein, dass es in dieser Situation so gut wie unmöglich ist, stabilisierend mit einer Hormontherapie einzugreifen. Denn Tage mit deutlich zu niedrigen Spiegeln wechseln sich mit Tagen einer gewaltigen Überproduktion ab. Und niemand weiß genau im Voraus, wie sich der Ablauf gestalten wird, d. h. also, wie eine Tagesdosis einer Hormongabe beschaffen sein müsste oder ob überhaupt eingegriffen werden soll.

Gottlob ist diese Periode einer Frau aber meistens nur von kürzerer Dauer.

3. Da die ausgeklinkten Alterungsprozesse der Eierstöcke unerbittlich weiter voranschreiten, bilden sich die Eierstöcke auch immer weiter zurück, bis statt der hormonaktiven Zone nur noch Bindegewebe vorhanden ist.

Nun kann der Eierstock auch auf noch so hohe Spiegel der Steuerhormone nicht mehr mit einer auch noch so kleinen Östrogenoder Progesteronproduktion antworten.

Trotzdem versucht das Gehirn, das Steuerhormon FSH immer höher auszuschütten; immer in der Hoffnung, dass vielleicht doch noch »etwas zu retten« ist, denn schließlich hat doch genau die Anfeuerung über viele Jahre so gut funktioniert.

Das erinnert uns an das Beispiel, wo der Wohnungsinhaber den Thermostaten in seiner Wohnung immer höher und höher dreht und dabei verzweifelt hofft, dass es doch endlich wieder wärmer in seinem Zimmer wird. Eine Illusion, denn die Heizung im Keller ist ja ausgefallen ... Offenbar weiß das Gehirn auch überhaupt nicht was »da unten« los ist!

Ob nun die katastrophal niedrigen Hormonspiegel zu einer Störung der Temperaturrezeptoren führen oder ob es auch die exzessiv hohen FSH-Werte sind, die vom Gehirn hinunter zu den müde gewordenen Eierstöcken gesendet werden, kann der armen Frau egal sein. Auf jeden Fall jagen Hitzeattacken durch ihren Körper, die auch oft von unglaublichen Schweißabsonderungen begleitet sind. Das wären dann in unserem Beispiel die Stromstöße, die in der elektrischen Leitung vom hoch gedrehten Thermostaten im Zimmer zum Keller hinunter rasen, ohne dort aber einen Effekt auszulösen.

Und da der gesunde, junge Körper einer Frau die Nacht nutzt, um sich hormonell für den kommenden Tag fit zu machen, macht sich der akut aufgetretene Hormonmangel natürlich auch nachts besonders bemerkbar, so dass viele Frauen dann durch diese Hitzewallungen und Schweißausbrüche buchstäblich um ihren Schlaf gebracht werden. – Die einen Frauen mehr, die anderen weniger. Und manche – ganz wenige – verspüren gar nichts und sind dann im Glauben, von den Wechseljahren verschont worden zu sein.

Dass solche Hoffnungen aber Illusionen sind, habe ich schon weiter oben beschrieben.

Mit dem Versiegen der Eierstocksfunktion beginnt medizinisch gesehen nun das eigentliche Klimakterium, die Wechseljahre der Frau.

Der deutsche Name ist recht treffend gewählt, denn in dieser Zeit wechseln die Verhältnisse im Körper der Frau fast täglich. Eines steht aber fest und wechselt nicht! Nämlich die Richtung, wenn Sie auf die Abbildung des Künstlers von

1888 schauen.

Es geht nun mehr oder weniger schnell nur noch bergab! Die Fortpflanzungsfähigkeit ist erloschen und ein neuer Lebensabschnitt wird eingeleitet. Die ganze Symptomatik ähnelt sehr denen von Frauen, die, aus welchen Gründen auch immer, in jungen Jahren durch Operation beide Eierstöcke verloren haben.

Für mich und meinem Verständnis von der Würde einer Frau, ist es nicht nachvollziehbar, wenn nun auch sogar die Vertreter der modernen Medizin so tun, als handele es sich beim Klimakterium um eine vorübergehende Unpässlichkeit. Nur, weil ihre eigenen therapeutischen Angebote für Frauen gescheitert sind. Ich komme in einem späteren Kapitel noch einmal darauf zurück.

In diesem Zeitabschnitt erlebt eine Frau auch ihre allerletzte Periode. Spätestens dann merkt sie, dass sie nun eigentlich auch keine Eierstocksfunktion mehr hat. Sie muss die kommenden Jahre von dem Minimum an Hormonen leben, welches ihre Nebennierenrinde herstellen kann. Und das ist zum angenehmen Leben zu wenig und zum baldigen Sterben zu viel.

Diese allerletzte Periode nennt der Arzt dann die Menopause einer Frau und meint damit, dass die einstmals regelmäßigen Periodenblutungen nun pausieren – und zwar auf ewige Zeiten!

4. Die Zeit nach der Menopause wird medizinisch die Postmenopause (die Zeit nach der letzten Periodenblutung) genannt. Hier sind die Wechseljahre gefühlsmäßig für viele Frauen scheinbar überstanden, weil der Körper keine deutlich spürbaren Warnhinweise und Panikattacken mehr sendet. Solche hatten ja einzig und allein den Sinn, auf den katastrophalen Hormonmangel aufmerksam zu machen. Also ein Aufschrei des Körpers und ein Flehen um Abhilfe, weil er spürt, dass er mit seinen eigenen Regelmechanismen den Niedergang nicht mehr aufhalten kann.

Ab jetzt geht es viel »leiser« voran, bzw. bergab. Das ist dann die Zeit, in der Frauen die Wartezimmer sämtlicher Fachgebiete füllen und somit die wirtschaftliche Existenz der Praxen sicherstellen, selber jedoch niemals den von ihnen erhofften Zustand durch eine nur flankierende Behandlung der Einzelsymptome erreichen können. So wird niemals mehr auch nur ein der Jugend ähnlicher Zustand erreicht werden können, der doch einstmals als so selbstverständlich empfunden und genossen wurde.

Auf der folgenden Abbildung können Sie erkennen, wie die einzelnen Funktionssysteme in unserem Körper untereinander vernetzt sind und so in der Jugend und frühen Erwachsenenphase den ungestörten Ablauf aller Lebensvorgänge garantieren. Je älter wir werden, umso mehr fangen einzelne »Systemkugeln« an zu schwächeln, was jeder leicht daran bemerken kann, dass man im zunehmenden Alter nicht mehr so fit und widerstandsfähig wie in früheren Zeiten ist.

Im Zentrum stehen die kleinen Kraftwerke unserer Zellen, die Mitochondrien, welche die Energie für alle Lebensvorgänge bereitstellen und wesentliche Steuerungsfunktionen in den Zellen regeln. Man kann ohne Übertreibung diese etwa 4000 Mitochondrien in jeder gesunden Zelle als das Zentrum des Lebens bezeichnen.

Aber, eine dieser »Kugeln« ist die große Ausnahme! Sie schwächelt anfangs ebenso wie die anderen, stellt aber dann relativ plötzlich ihre gesamte Funktion ein. Eine Katastrophe für den Körper, denn nun wirkt sich die Verknüpfung doch sehr negativ auf alle übrigen Funktionskreise aus. So erklären sich dann auch die nun gehäuft auftretenden Wechseljahresbeschwerden. Der Ausfall des Funktionskreises »Hormone« führt dann z. B.

zu Störungen in der Regelung des Wärmehaushalts mit den bekannten Hitzewallungen. Schnell kommt es zu Störungen im Herz-Kreislauf-System.

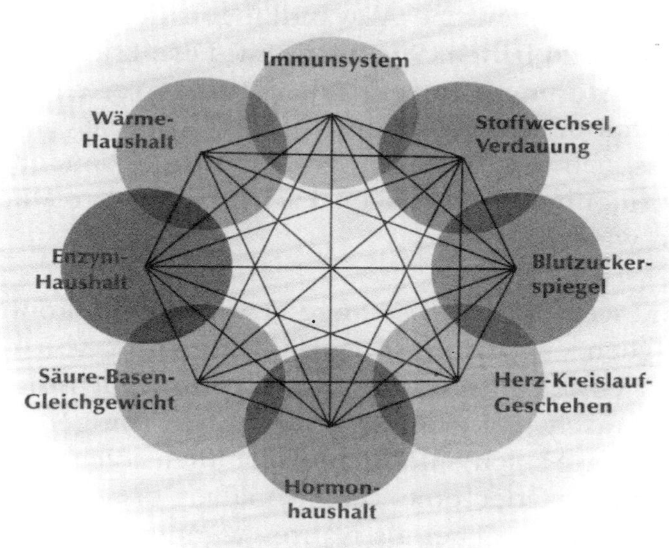

„Das Lebensprinzip unseres Körpers basiert auf Energie, Regulation und Ordnung."

Die Funktionskreise im menschlichen Organismus

Wir erkennen in der Abbildung auch die Gefahr, dass durch den Ausfall der Hormone dann auch indirekt über die Verknüpfung das Immunsystem geschwächt wird, was uns dann sehr gut die uns allen bekannte deutliche Zunahme der Krebshäufigkeit im Alter erklärt. Im Umkehrschluss muss daher ein rechtzeitiger Ausgleich des Hormonmangels eine Absenkung des Krebsrisikos bedeuten.

Sicher haben Sie da schon ganz andere Aussagen gehört. Die Erklärung ist aber leicht! Wer eine solche Zunahme von Krebserkrankungen unter einer Hormonsubstitution erlebt und beschreibt, gibt damit zu, nicht die richtigen Hormonoriginale, sondern chemische Abwandlungen der Industrie benutzt zu haben. So einfach ist diese Erklärung!

Die Störungen in den anderen Regelkreisen beim Ausfall der Hormone erklären uns dann auch gut, dass sich die Auswirkungen eines unbehandelten Hormonmangels in allen Fachgebieten der Medizin widerspiegeln

Und wenn nicht allzu lange gewartet wird, könnte folglich ein kundiger Hormonspezialist, von denen es leider nur sehr wenige gibt, noch ziemlich rasch mit einer gezielten und richtigen Behandlung solch einer Frau (oder auch solch einem Mann!) wieder eine Lebensqualität ermöglichen, die sie dann sicher als wahres Wunder empfinden wird. Denn alle Systeme im Körper würden davon profitieren!

Wie das dann im Einzelnen geschieht, wird das Thema eines anderen Kapitels sein, in welchem ich Ihnen die »Methode RIMKUS®« vorstellen werde!

5. Dem Lebensabschnitt der Postmenopause schließt sich eine Zeit an, die medizinisch als Senium bezeichnet wird. Da im Volksmund oft der Ausdruck senil als »nicht mehr ganz richtig im Kopf« verwendet wird, möchte verständlicherweise auch keine ältere Frau sich im »Senium« befinden. Deshalb ist auch diese Bezeichnung so etwas aus der Mode gekommen.

Von der hormonellen Situation unterscheidet sich aber dieser Lebensabschnitt überhaupt nicht von der Zeit ein paar Jahre davor. Die Frau ist inzwischen »nur« wesentlich älter und meist auch schon gebrechlicher geworden.

Um in unserem Blumenbeispiel zu bleiben, steht diese ältere »Blume« also schon sehr lange in völlig eingetrockneter und rissiger »Erde«. Alle vitalen Zeichen dieser armen »Trockenblume« sind auf dem Tiefpunkt angelangt und jeder »Blumenfreund« bemerkt unschwer, dass es nicht mehr allzu lange so weiter gehen kann …

Ob dann ein kräftiger Schluck »Regenwasser aus der Gießkanne« noch etwas bewirken wird, bleibt dann schon sehr, sehr fraglich, leider! Ob man es trotzdem versuchen wird, hängt von der Einstellung zum Wert der »Blume« ab und es soll ja auch Wunder geben!

Ansonsten ist dann das Pflegeheim leider die letzte Alternative …

So, wenn jetzt eine Frau noch glauben sollte, dass die Wechseljahre nur ein vorübergehendes und flüchtiges Intermezzo im Leben sind, die sie mit »Anstand«, gutem Willen und einem festen Charakter und vielleicht der Einnahme von feinen Kräutern und einer Tasse Tee gut meistern kann, dann sollte sie dieses Kapitel noch einmal ganz in Ruhe ein zweites Mal durchlesen…

Allein mein Wertgefühl, welches ich vor dieser wunderbaren Schöpfung » Frau« habe, befiehlt mir, Frauen einen Ausgleich ihres Mangels mit den richtigen Hormonen dringend anzuraten.

2. Herkömmliche Behandlungsmethoden

Wenn ich Sie bis hierher noch immer interessiert bei der Stange gehalten habe, dann haben Sie sich bereits jetzt schon so viele Vorkenntnisse erlesen, dass wir, mit einem gewissen Abstand des Schauderns, uns den Angeboten nähern können, die von unseren Wissenschaftlern im Verein mit der Pharmaindustrie schon über viele Jahre lang Frauen als Behandlung ihrer Wechseljahre angeboten werden.

Ich finde es sehr interessant, dass genau auch diese Gruppe ihr Tun durch eigene Untersuchungen (sog. Studien) untermauern, die bewiesen haben, dass eine Einnahme von Hormonen auf der einen Seite enttäuschend wirkungslos ist und auf der anderen Seite zudem auch noch gefährliche Spätfolgen hat.

So wird doch immer wieder vor einem erhöhten Brustkrebsrisiko gewarnt.

Auch sollen nach ihren eigenen Recherchen die Zahl der Herzinfarkte, Thrombosen und Embolien häufiger auftreten, sogar das Risiko einer Altersdemenz sollte ebenfalls bei den Frauen höher sein, die unter einer Hormonbehandlung stehen. Höher heißt, häufiger als bei Frauen, die nichts zum Ausgleich ihres Hormonmangels einnehmen.

Ihnen sind diese Studien mit Sicherheit hinreichend bekannt, werden sie doch in vielen Gesundheitssendungen oder Informationsbroschüren zur Genüge wiederholt!

Nun könnte man ja meinen, dass nach solch herben Enttäuschungen unsere Wissenschaftler eine Behandlung mit derart deprimierenden Ergebnissen und Misserfolgen augenblicklich einstellen und auch ab der ersten vernichtenden Studie alle Empfehlungen sofort korrigieren würden. Es muss schon verwundern, dass die Empfehlungen an Ärzte und Frauen aber weiterhin für diese »Behandlung« ausgesprochen wird, nur eben leicht abgeändert:

- Es sollen nur Frauen behandelt werden, die eine Therapie wirklich benötigen …
- Der Arzt sollte zusätzlich noch eine strenge Auswahl (strenge Indikation) treffen, bevor er ein Rezept ausstellt …
- Eine Behandlung sollte wenn dann nur für kurze Zeit durchgeführt werden …
- Es sollte die allerkleinste Dosis gesucht werden ...

Wenn wir uns alle diese Ausschlusskriterien einmal unvoreingenommen anschauen, dann müssen wir allerdings den Eindruck erhalten, dass es sich hier tatsächlich um die Verordnung einer ziemlich gefährlichen Medizin zu handeln scheint. Denn eine solche übergroße Vorsicht gibt es ansonsten keinem anderen Präparat gegenüber.

Aber noch ein anderer Eindruck drängt sich auf:

Wenn ein Arzt eine strenge Auswahl treffen soll, wer überhaupt diesen »Segen« der modernen Medizin erhalten darf, dann scheint es ja so zu sein, dass unsere Wissenschaftler tatsächlich ernsthaft glauben, dass nur wenige Frauen das Schicksal von Wechseljahren erleiden müssen. Und wenn man dann gar auch noch rät, diese Behandlung nur kurzfristig zu begrenzen, dann herrscht zudem offenbar doch die Überzeugung, dass Wechseljahre nur ein vorübergehender Zustand sind. Das erinnert uns an einen Rat, Blumen auf der Fensterbank bitte nur vorübergehend zu gießen ...

Und wenn man zu dem auch noch die allerkleinste Dosis empfiehlt, dann sagt uns das zusätzlich, dass »irgendetwas« an dem verordneten Hormon wohl »faul« sein muss.

Leider werden Sie gerade in gynäkologischen Praxen diese »merkwürdige« Einstellung zu Hormonen zu hören bekommen.

Stellen Sie sich nur einmal vor, ein Diabetiker würde nach solchen »Leitlinien behandelt werden. Er würde schon nach kurzer Zeit »Schiffbruch« erleiden!

Hatte denn nicht eine Frau vor den Wechseljahren bereits über viele Jahre, von ihr fast unbemerkt, ihr ganzes Frausein ihren Hormonen zu verdanken? Und doch sicher auch unter einer ständigen Produktion in optimaler und nicht allerkleinster Dosis?

Wenn ein Behandlungsangebot schon von den eigenen Leuten als so gefährlich dargestellt wird, dann sollten wir uns eigentlich auch gar nicht weiter damit beschäftigen.

Ich zumindest wundere mich nicht mehr, warum so viele Frauen lieber gar nichts einnehmen wollen, als mit dererlei »hormonellen Hilfen« noch schneller zu altern und kränker und gebrechlicher zu werden, als wenn sie auf jedes dieser »Hormone« verzichtet hätten.

Unsere Wissenschaftler haben es wahrhaftig geschafft, eine Mentalität von »Hormone? – Nein danke!« bei den Frauen zu erzeugen.

Sie sind sich dabei offensichtlich nicht bewusst, dass sie mit ihren eklatanten Misserfolgen eine ungeheuere Verunglimpfung der Biologie im Körper zu verantworten haben. Alle Menschen dieser Erde haben doch viele, viele Jahre ganz hervorragend mit ihren Hormonen leben können???

2.1 Was sind das für »Hormone«, die so schädlich sein sollen?

Um uns aus dieser Verwirrung zu befreien, wollen wir uns jetzt einmal die Hormone unserer Wissenschaftler genauer anschauen – jedenfalls was diese unter dem Begriff »Hormone« für die Anwendung verstehen. Wir wollen sie so stark unter die Lupe nehmen, bis wir ihre Molekülstruktur erkennen können. Und was offenbart sich da?

An dieser Stelle sehen wir jetzt zum ersten Mal in diesem Buch ein »Foto« von unserem körpereigenen Hormon Östradiol und ein gleiches von einem der Industrieprodukte an, welches häufig verordnet wird. Beide Substanzen werden von unseren Wissenschaftlern mit demselben Namen bedacht, was aber leider in keiner Weise bedeutet, dass es auch dieselben Substanzen sind.

Schauen Sie einmal, wie das »Foto« (die chemische Formel) für Östradiol (also einem der drei im Körper vorkommenden Östrogene, darüber später!) ausschaut und wie unglaublich verschieden davon die Struktur der Substanz von z. B. Östradiolvalerat ist. Einem »Östrogen, welches in vielen der gebräuchlichen Tabletten vorhanden ist, die in der Apotheke auf Sie warten.

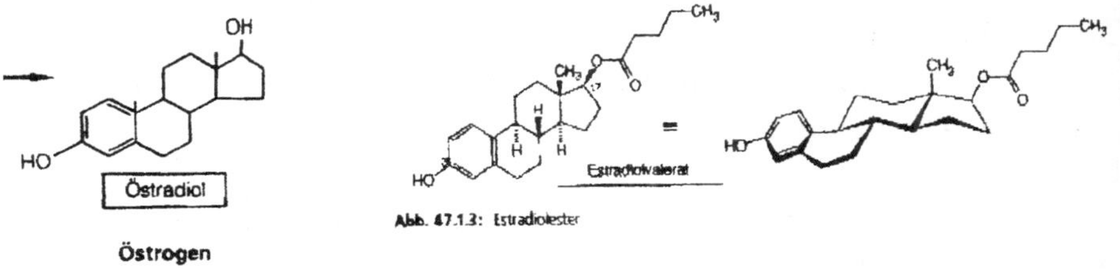

Östradiol

Östrogen

Estradiolvalerat

Abb. 47.1.3: Estradiolester

Die chemische Struktur des Originals und rechts daneben die Verfälschung durch die Pharmaindustrie (Grafik: Dr. Dr. Thomas Beck)

Ein »Östrogen«, welches fast am häufigsten verordnet wird, stammt sogar aus dem Harn trächtiger Stuten! Dieses »Östrogen« darf sich sogar mit der zusätzlichen Bezeichnung
»natürlich« schmücken. Denn Urin ist in der Tat ein natürlicher Stoff ...

Die Bezeichnung könnte aber irrtümlich darauf schließen lassen, dass es sich um ein Präparat mit einem natürlichen, sprich körperidentischen, Östrogen handelt.

Urin gehört aber zu den Fäkalien, also zu den Ausscheidungsprodukten, die auch beim Pferd nicht mehr zum Verzehr geeignet sind und zur Ausscheidung über die Nieren von der Leber chemisch so verändert werden, dass die ansonsten recht großen Moleküle leicht nierengängig werden. Es ist also eigentlich nichts weiter als nutzloser Müll, was der Körper, auch der eines Pferdes, mit seinen Fäkalien loswerden möchte.

Sicher ist Urin also »natürlich«; aber in einem doch ganz anderen Sinne und nicht wie es die Packung verspricht.

Sie werden verstehen können, dass ich Ihnen hier von diesem bei Ärzten sehr beliebten Präparat also keine chemische Formel zeigen kann, denn für ein Sammelsurium von Molekülbruchstücken im Urin gibt es keine chemische Formel.

Schauen wir aber zum Progesteron hinüber, dass Sie ja schon in früheren Kapiteln kurz kennen gelernt haben. Wir stellen auch diesem körpereigenen Hormon eines der vielen Industrienachbauten, das Norethisteronacetat, gegenüber. Vielleicht sieht es da besser aus?

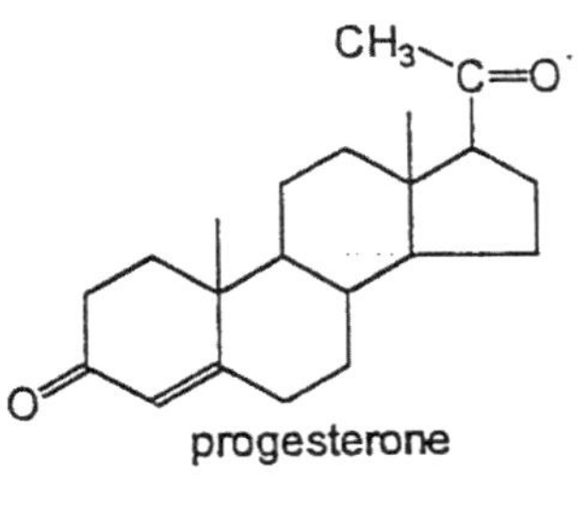

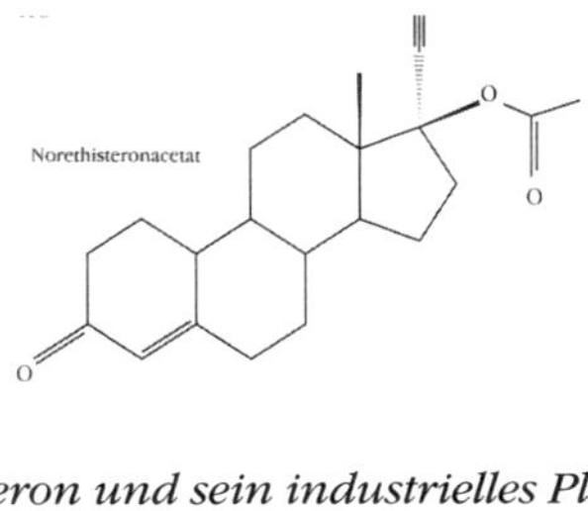

Das Hormon Progesteron und sein industrielles Plagiat

Leider auch in diesem Fall wieder: Fehlanzeige! Diese künstlichen Progesterone werden aber wenigstens nicht wie das »Öestrogen« mit dem irreführenden Namen des Originals, dem »Progesteron« bedacht, sondern werden unter dem Begriff »Gestagene«, bzw. »Progestine« gehandelt. Sie sollen angeblich aber gleichwohl das sehr wichtige natürliche, körpereigene Hormon »Progesteron« in seinem Wirkprofil ersetzen ...?

Dass Gestagene, bzw. Progestine diese Leistung aber nicht erbringen können, verraten die Forscher mit der Anordnung, Frauen, bei denen die Gebärmutter durch eine Operation entfernt wurde, kein Gestagen zu geben, weil diese Substanz das Krebsrisiko noch weiter ansteigen lässt, als es das künstliche Östrogen bereits tut. Warum die gleichen Forscher aber nichts dagegen haben, dass Frauen mit einer Gebärmutter dann diesem Risiko ausgesetzt werden können, ist mir ein Rätsel. Wenn das Krebsrisiko durch Gestagene ansteigt, dann sollten doch alle Frauen vor der Einnahme geschützt werden!?

Das natürliche Progesteron muss einer Frau nach einer Entfernung der Gebärmutter nicht vorenthalten werden. Wenn Sie sich noch einmal das Wirkprofil anschauen, dann können Sie das auch gut verstehen!

Diese kleine Gegenüberstellung der Substanzen zeigt uns auf jeden Fall schon einmal, dass es ganz offensichtlich »solche« und »solche« Hormone gibt.

Und Sie können sicher sein, dass immer dann, wenn unsere Wissenschaftler negative Beobachtungen über die Anwendung von Hormonen veröffentlichen, es sich dann stets um Zubereitungen der Industrie handelt, die mit den Originalen nur eine Ähnlichkeit aber keine Identität haben. Der lange »Waschzettel« mit den vielen Gefahren und Nebenwirkungen, die diesen Zubereitungen beigelegt werden, mag ein Lied davon singen!

2.2 Warum können diese »Hormone« also niemals die versprochene Wirkung zeigen.

Ich bin mir an dieser Stelle ziemlich sicher, dass Sie bei einigem Nachdenken schon selber ahnen können, warum in den Gesundheitsblättchen, in Funk und Fernsehen, immer so unglaublich negativ über eine »Hormontherapie« bei Frauen in den Wechseljahren gesprochen wird.

Wie ich Ihnen schon in einem vorigen Kapitel verraten habe, sind die körperidentischen, sprich natürlichen, sprich bioidentischen Hormone für den Wissenschaftler nicht interessant, weil nicht patentierbar! Und so werden diese auch nicht weiter beforscht.

Letzteres ist sogar verständlich, denn was sich seit Jahrmillionen bereits in allen menschlichen Körpern, ja sogar bei allen Säugetieren, allerbestens bewährt hat, muss nicht noch einmal durch die Mühle unserer Wissenschaftler gedreht werden. Schade aber, dass sie um diese Substanzen trotzdem einen so großen Bogen machen und leider auch »gar nichts davon halten« wie ich schon früher beklagt habe.

Die chemischen Plagiate der Natur sind eben nicht die Originale der Natur!

Daran ändert auch nichts, wenn man sie mit den gleichen Namen versieht!

Und daher können sie also auch nie und nimmer die gleichen segensreichen Wirkungen entfalten wie die Originale. Sie sind nicht »Hormonersatz, sondern doch eben nur klägliche »Ersatzhormone«. So, wie man sich nach dem Krieg mit »Kathreiners Ersatzkaffee«, statt dem richtigen Kaffee begnügen musste ...

Nur die Natur ist vollkommen, was der Mensch daran verbessern oder imitieren möchte, ist in der Regel Mittelmaß und zum Scheitern verurteilt!

Wir jedenfalls sollten uns also nun nicht mehr über die katastrophalen Ergebnisse in der Anwendung von »Chemikalien mit hormonähnlicher Wirkung« wundern. Das Wundern darüber überlassen wir unseren Forschern ...

Und diesen möchte ich an dieser Stelle eine alte chinesische Weisheit des großen Konfuzius mit auf den Weg geben:

Wer einen Fehler gemacht hat und ihn nicht korrigiert, begeht einen zweiten!

2.3 Wen wundern dann jetzt noch die schlechten Studienergebnisse?

Was Ihnen oft verschwiegen wird ist die Tatsache, dass all die Studien, die über die verheerenden Nachteile einer Hormontherapie berichten, sich immer auf die Anwendung der chemischen Abkömmlinge unserer körpereigenen Hormone beziehen. So ist die wohl bekannteste amerikanische Studie, die sog. »Women´s Health Initiative«, also eine Studie zur Frauengesundheit, ausschließlich mit dem Präparat aus Stutenurin erstellt worden. Pferdeurin gleich Östrogen??

Dabei fehlen – wie nahezu immer – Angaben darüber, ab welchen Hormonspiegeln Frauen als therapiebedürftig eingestuft wurden und welche Kriterien angewendet wurden, um zu beurteilen, ob sie auch ausreichend hoch eingestellt worden sind.

Man hört nur, dass »Frauen Östrogene bekommen haben«, was zu einer Zunahme aller Beschwerden und zu einem erhöhten Brustkrebsrisiko geführt hat. Was da aber wirklich abgelaufen ist, ist für den Laien und sogar für den »normalen« Arzt schwer zu ersehen. Es reicht aber aus, um Frauen und Ärzte total zu verunsichern, zu verängstigen und die Schöpfung, wenn man so will, zu beschmutzen.

Eine wahre wissenschaftliche Studie sähe eigentlich etwas anders aus, nicht wahr?

Da unsere Wissenschaftler leider unbedingt auf Forschungsgelder aus der Pharmaindustrie angewiesen sind und diese ihnen auch schon das Ergebnis einer solchen »wissenschaftlichen Untersuchung« vorgibt, ist es also kein Wunder, wenn sie dann auch nur ihre eigenen »Chemikalien« für Studien zur Verfügung stellt. Daher gibt es also auch keine sog. »wissenschaftlichen Untersuchungen« über die Anwendung der natürlichen Hormone. Diese »gefährliche« Konkurrenz will man sich lieber vom Halse halten ...

Wenn man die Studienergebnisse für bare Münze nehmen würde, dann müssten doch umgehend alle jungen Frauen (und Männer) von den angeblich so schädlichen Hormonen in ihren Körpern befreit werden; also Kastration gleich nach der Geburt???

2.4 Warum können auch pflanzliche Ersatzstoffe die körperidentischen Hormone nicht ersetzen?

Ich möchte Ihnen ersparen, dass Sie sich schon wieder chemische Formeln anschauen müssen. Glauben Sie mir, dass auch die sog. pflanzlichen Hormone, die Phytohormone, eine chemische Formel haben! Sie werden unter dem Namen »Isoflavone« zusammengefasst. Sie tragen sehr komplizierte Namen, wie: Genestein, Daidzein, Biochanin oder Formononetin.

Ihre Molekülstruktur unterscheidet sich aber vom menschlichen Östradiol noch viel mehr, als es bei den industriellen »Nachbauten« der Fall ist.

Um an den Hormonrezeptor andocken zu können, bedarf es einer bestimmten Konstellation im Molekül, nämlich dem Vorhandensein eines Benzolringes. Und so haben dann alle diese Substanzen, egal ob natürlich (aus Pflanzen) oder chemisch, (aus dem Labor) so genannte östrogenartige Wirkungen ohne selber aber wirklich auch ein »Östrogen zu sein. Sie können alle den Code des Rezeptors knacken und, genau wie das »richtige« Östrogen, am Rezeptor ankoppeln. Dort lösen sie aber dann falsche und gefährliche Wirkungen aus!

Für unsere Wissenschaftler sind all diese Substanzen gleichwohl »Östrogene«, egal ob die dann z. B. in Waschmitteln, (Tenside) oder Kunststoffen vorhanden sind und Menschen, besonders Männer, unfruchtbar machen können. Es stört da Niemanden, dass auch hier wieder die Natur mit ihrem Östrogenoriginal mit einer Chemikalie beleidigt wird.

Leider ist das »Passwort« unserer Rezeptoren von unseren Chemikern doch ganz leicht zu knacken und jede Substanz, die einen Benzolring besitzt, sogar das Benzol selber, kann über den Rezeptor im Inneren der Zelle dann dort alles andere als eine wirkliche Östrogenwirkung veranlassen.

(Über die Bedeutung von Rezeptoren haben Sie sich schon in einem früheren Kapitel informieren können.)

Die Forschungen im Bereich der Tiermedizin haben gezeigt, wie verheerend die Wirkung von Phytoöstrogenen ist, wenn diese in hoher Konzentration (ausschließliches Füttern von Rotklee!) verfüttert werden.

Benötigen denn Pflanzen diese Hormone genauso wie die Säugetiere und die Menschen?

Nein!

Manche Pflanzen haben sich diesen eigentlich gemeinen Trick mit den Isoflavonen wohl nur »ausgedacht«, um sich vor bestimmten Fressfeinden zu schützen. Denn es soll sich bei den Tieren »herumsprechen«, dass man doch lieber auf den Verzehr dieser Pflanzen verzichten sollte. Denn die Phytoöstrogene besetzen die Hormon-Rezeptoren, ohne diese aber wieder frei zu machen. Damit werden dann die eigenen Hormonrezeptoren für das jeweilige Tier blockiert und bewirken quasi eine Kastration. Damit sind die Rezeptoren dann für die Wirkung der eigenen Hormone blockiert.

Die Folge sind erhebliche Störungen und Schäden in allen Organen, die Sexualhormone benötigen. Unfruchtbarkeit, Missbildungen der Neugeborenen und anatomische Schäden an den Genitalorganen der Tiere sind die unausweichlichen Folgen des Verzehrs.

Daher würde es z. B. auch keinem Bauern einfallen, seine Rinder, Schafe, Ziegen oder Pferde ausschließlich mit Rotklee zu füttern, eine Pflanze, die besonders viel Phytoöstrogen enthält.

Das hält aber offenbar manche Ärzte nicht davon ab, Rotklee-Extrakt oder andere »pflanzliche Östrogene« für Frauen (und sogar auch für Männer!) als angeblich körperfreundliche, »rein pflanzliche« Substanzen in der Menopause oder den männlichen Wechseljahren als Ersatz für die nicht mehr produzierten körpereigenen Hormone zu empfehlen.

Ähnlich gelagert ist die Situation bei Sojaprodukten.

Immerhin lässt es doch aufhorchen, dass gewissenhafte Ärzte vor dem Verzehr von Sojaprodukten bei schwangere Frauen wegen der Gefahr von genitalen Missbildungen der Neugeborenen dringend abraten.

Dessen ungeachtet wird aber auch Soja als Hormonersatz allgemein in vielen Gesundheitsblättchen wärmstens empfohlen.

Ich möchte jede Frau an dieser Stelle davor warnen, aus der unbegründeten Angst vor ihren eigenen Hormonen in den Wechseljahren auf diese pflanzlichen Ersatzmittel zurück zu greifen. Sie sind alle wesentlich weniger harmlos, als gedacht und sind, das wissen meine Leser und Leserinnen ja nun schon bestens, auf keinen Fall die Östrogene oder sonstigen Hormone, die der Körper einer Frau benötigt, um seine Defizite auszugleichen.

Und warum auf solche doch zwiespältigen Ersatzstoffe zurückgreifen, wenn es doch genügend Originalhormone für alle Frauen gibt?

Aber dazu später mehr!

Führen wir uns zum besseren Verständnis noch einmal mein Beispiel mit dem Märchen vom bösen Wolf und den sieben Geißlein vor Augen:

Alle diese Substanzen, ob sog. Hormone aus der Industrie oder angeblich harmlose pflanzliche Stoffe, haben eines gemeinsam:

Sie sind allesamt Wölfe, die sich die Pfoten mit Mehl geweißt haben und Kreide gegessen haben, um dadurch so ähnlich wie Mutter Geiß zu werden. Die kleinen Geißlein sollen so getäuscht werden, dass sie die Tür (Rezeptor) aufmachen. Und das haben sie ja nur getan, weil sie den »verkleideten Wolf« nicht von ihrer heimkehrenden Mutter unterscheiden konnten. Die Folgen sind im Märchen und bei der therapeutischen Anwendung ähnlich katastrophal!

3. Die natürlichen Hormone Östradiol und Progesteron und das »Sonnenhormon« Vitamin D und deren Wirkprofile

Es wird allerhöchste Zeit, dass nun die Hormone unseres Körpers ihren »Auftritt« haben. Diesen – und nur diesen – soll unser zukünftiges Augenmerk gewidmet sein. Es wäre klug, alle anderen Substanzen, die den Frauen als »Hormone« oder deren Ersatzstoffe angeboten werden, zu vergessen. Einerseits würden Sie nur unnötig Geld ausgeben und andererseits sich auch noch einen Schaden zufügen!

Und wenn ich im Folgenden von Östrogen Progesteron und Vitamin D spreche, dann meine ich auch nur die Originalhormone – und keine chemischen Imitate!

Bleiben wir zunächst beim »**Östrogen**«:
Wie ich schon angedeutet habe, ist Östrogen ein Oberbegriff für drei im Körper vorkommende Sexualhormone: dem Östriol, dem Östradiol und dem Östron.

Sie sind in ihrer Molekülstruktur sehr ähnlich aber doch von unterschiedlicher Wertigkeit im Körper. Ich habe ja schon weiter oben gesagt, dass unsere Wissenschaftler nicht sehr engagiert sind, die Wirkungen der Naturhormone zu erforschen. Und so ist die Datenlage auch zum therapeutischen Wert aller drei Hormone – bis auf das Östradiol leider ziemlich »dünn«.

Östriol:
Dem Östriol schreibt man nur eine recht schwache östrogene Wirkung zu. Es soll eine spezielle Wirkung auf die Haut und Schleimhäute haben; besonders auch im Genitalbereich.

Östriol spielt in Deutschland in der Behandlung nur eine untergeordnete Rolle, weil es in seiner Wirksamkeit von dem zweiten Östrogen, dem Östradiol weit übertroffen wird.

Tendenzen gehen aber dazu hin, auch dieses Östrogen bei einem nachgewiesenen Mangel zu substituieren. (sprich, den Mangel ausgleichen)

Östron:
Das Östron ist auch ein eher schwaches Östrogen. Es wird, wie alle anderen Sexualhormone, ebenso im Eierstock produziert Aber auch zu einem kleinen Teil in der Rinde der Nebenniere. Die Nebennieren sitzen als kleine »Kappen« auf den oberen Nierenpolen auf und sind eine wichtige Quelle auch für andere Hormone. Sie sind quasi »die letzte Reserve« für eine wenigstens ganz schwache Hormonproduktion, wenn die Eierstöcke nicht mehr arbeiten.

In jungen Jahren ist die Hauptfunktion des Östrons eine Speicherfunktion. Das bedeutet, dass dieses Östrogen ein Reservoir für die rasche Nachlieferung von Östradiol bedeutet. Ab den Wechseljahren hat es aber für Frauen, die ja keine Eierstockfunktion mehr haben, eine sehr wichtige Aufgabe. Da es, wie oben gesagt, auch nur in kleinen Mengen in der Nebenniere gebildet werden kann. Somit ist Östron die allerletzte Reserve an Östrogen, die eine ältere Frau noch hat. Auch wenn es nur schwach wirksam ist, so ist es doch immer noch viel besser für eine alternde Frau, als keinen »Tropfen« an Östrogen mehr im Körper zu haben.

Die Produktionsleistung der Nebenniere, die übrigens selber kaum altert, ist somit dafür verantwortlich, wie lange eine Frau sich auch ohne ihre Eierstockfunktion noch einigermaßen wohl fühlen darf. Wenn infolge einer guten genetischen Konstellation die Nebenniere einer Frau besonders viel Östron produzieren kann, so lässt sie einer solchen Frau dann den Glauben, noch gar nicht in den Wechseljahren zu sein, weil die typischen Symptome, wie Hitzewallungen und Schweißausbrüche nicht oder kaum zu verspüren sind. Für eine wirkliche Kompensation des Hormonmangels sind die Mengen aber viel zu klein.

In die Behandlung der Wechseljahre hat auch dieses Hormon noch keine breite Anwendung gefunden. In Amerika gibt es Versuche, einer alternden Frau alle drei Hormone zu ersetzen.

Östradiol:

Eigentlich müsste jetzt ein großer Fanfarenstoß dieses Kapitel einleiten, denn Östradiol ist unsere unbestrittene »Hauptperson«, sozusagen ein Star unter den drei Östrogenen. Es überragt seine beiden Mitbewerber so enorm an Wirksamkeit, dass man dabei so quasi die beiden »Schwestern« vergisst. Mit dem Begriff »Östrogen« meint man eigentlich auch immer nur das Östradiol.

Und so ist es auch in diesem Buch. Wenn ich irgendwo von natürlichem Östrogen spreche, meine ich immer das Östradiol! Und Sie wissen jetzt auch genau, warum ich die Einschränkung »natürlich« oder »körperidentisch« mache? Natürlich, wegen der vielen anderen Substanzen, die sich mit weiß gemachten Pfoten und dem Bauch voller Kreide an die Rezeptoren pirschen wollen, nicht wahr?

Wir leisten uns nun einfach einmal den Luxus und zählen jetzt die wichtigsten Wirkungen auf, die das Östrogen »Östradiol« im Körper hat. Sie werden sich wundern, wie viele da zusammenkommen:

- Es ist ein »Fänger« freier Radikale, die im Körper sonst Krankheiten und sogar Krebs auslösen können. Diese »freien Radikale« werden also unschädlich gemacht!
- Es hat eine Apoptosewirkung. Das bedeutet die Zerstörung fehl gebildeter Zellen noch rechtzeitig, bevor diese zu Krebs entarten können.
- Als ein Schutz für das Herz-Kreislaufsystem bedeutet es eine Verringerung des Risikos für Thrombosen, Embolien und Herzinfarkte (die Todesursache Nr. 1 in Deutschland!).
- Östradiol fördert den Aufbau von Kollagen u. Knochenmasse und wird somit zum wichtigsten Schutz vor einer Osteoporose!
- Eine Stimulation des Wachstums der Kopfhaare bedeutet ein volles und glänzendes Haarkleid in der Jugend!
- Der Erhalt von Libido u. Potenz wird in erster Linie durch das »Brunsthormon« Östradiol aufrechterhalten.

- Als Fortpflanzungshormon ist Östradiol von entscheidender Bedeutung!
- Eine intakte Hirnfunktion ist ohne Östradiol nicht denkbar. (Denken Sie hier schon einmal an die Alzheimersche Erkrankung im Alter!) Die sog. Neurotransmitter als Überträger wichtiger Informationen wie Freude und Zuversicht, können ohne Östradiol nicht gebildet werden.
- Östradiol legt einen Schutzmantel um die Hirnzellen und verhütet einen Angriff von Chemikalien auf das sensible System.
- Es ist ein wichtiger Schutz- und Erhaltungsfaktor für die Haut und die Schleimhäute und kann einer Atrophie (Hinwegtrocknen) der äußeren Geschlechtsteile im Alter vorbeugen!
- Dadurch, dass es die Durchblutung des Gehirns verbessert und somit die Produktion der Hirnbotenstoffe ermöglicht wird, senkt Östradiol auch das Risiko einer Demenzerkrankung im hohen Alter.
- Der Erhalt kognitiver Fähigkeiten bedeutet, vereinfacht gesagt, dass Sie es überhaupt reizt, dieses Buch zu lesen und dass Sie sich auch morgen noch an die wichtigsten Kapitel erinnern können.
- Dadurch, dass Östradiol verantwortlich für eine ungestörte Produktion der Glückshormone in unserem Gehirn ist, wirkt dieses Hormon also auch als ein sehr potentes, natürliches Antidepressivum.

- Auch bei der Regulation des Fettstoffwechsels bekleidet Östradiol eine äußerst wichtige Funktion. Gerät der Fettstoffwechsel aus dem Gleichgewicht, entsteht die für diesen Altersabschnitt ja recht typische »Hormon-Mangel-Matrone«.
- Nicht zuletzt soll auch noch darauf hingewiesen werden, dass Östradiol die Thermoregulation steuert. Es sorgt also dafür, dass der Thermostat im Körper immer richtig eingestellt ist und Schwitzattacken oder Hitzewallungen nicht ohne wirkliche Not den Körper durchlaufen.
- Habe ich noch eine wichtige Funktion nicht genannt? Kann schon sein, denn dieses Hormon ist so enorm wichtig für unseren Körper, dass sicher hier noch nicht alle segensreichen Wirkungen beschrieben sind. Aber um mit mir der Meinung zu sein, dass dieses Hormon so unglaublich wichtig für unser Leben in Würde und unsere Gesundheit ist, reicht die Aufstellung doch sicherlich!

Progesteron:
Nachdem wir über die vielfältigen Wirkungen von Östradiol nur noch staunen konnten, dürfen wir darüber aber nicht vergessen, dass Östradiol noch einen wichtigen »großen Bruder« hat, nämlich das Hormon »Progesteron«.

Vom Namen her gesehen kann man ihm seine enorme Wichtigkeit nicht ablesen. Bedeutet Pro – Gesteron wörtlich übersetzt eigentlich:

»Für die Niederkunft«. Es sieht also so aus, als sei es nur ein wichtiges »Brüthormon«.

Dem ist aber keinesfalls so. Ähnlich dem Östradiol hat auch Progesteron so viele wichtige Eigenschaften, dass es schwer fällt zu sagen, welches Hormon denn nun wichtiger sei als das andere.

Was aber vielleicht noch viel interessanter ist, ist die Tatsache, dass beide Hormone sich vielfach den »Ball« zuspielen, indem das eine Hormon dem anderen bei seiner Arbeit hilft, was ganz besonders auf dem wichtigen Sektor der Immunabwehr und der Krebsprophylaxe der Fall ist. Progesteron ist ein wichtiges Gegenregulativ gegen eine zu starke Östrogenwirkung.

Aber, schauen wir uns auch hier einmal das Wirkungsspektrum dieses Hormons genauer an, bevor wir uns ein endgültiges Urteil erlauben:

Das Wirkungsspektrum von Progesteron

- Progesteron baut in der zweiten Zyklushälfte eine drüsige Schleimhaut auf, in der sich ein Embryo dann bestens einnisten kann (»Brüthormon«).
- Progesteron mobilisiert die Energiefreisetzung aus Fett und sorgt daher, dass Fettdepots auch wieder abgebaut werden können.
- Es fördert die Wasserausscheidung über die Nieren.
- Progesteron ist das beste natürliche Antidepressivum! Einer der Hauptgründe also für die schweren Depressionen in den Wechseljahren, wenn dieses Hormon fehlt!
- Progesteron unterstützt die Arbeit der Schilddrüse. Ein Ausfall zieht eine Schilddrüsenstörung nach sich.

- Es wirkt, wie auch das Östradiol, antithrombotisch.
- Progesteron fördert die lebensnotwendige Aufnahme von Zink und Kupfer in den Körper. Das bedeutet, dass ein Mangel an diesem Hormon einen Mangel der Mineralien Kupfer und Zink nach sich zieht. Das ist auch der Grund, warum diese Mineralien in der Rimkus® Kapsel enthalten sind.
- Es regt die Knochenbildner (sogar viel stärker noch als Östradiol!) an und stimuliert ebenso das Wachstum des Bindegewebes.
- Progesteron schützt die Ummantelungen der Nervenbahnen (sog. Schwannschen Scheiden) und wird somit zu einem wichtigen Schutz vor Multipler Sklerose.
- Es ist das beste natürliche Antischmerzmittel, was wir kennen. Es schützt also eine Schwangere davor, wegen der Leibesfülle enorme Schmerzen zu erleiden!
- Progesteron hemmt die sog. 5–alpha–Reduktase und verhindert somit, dass zu viel Testosteron in das weit stärkere Dihydrotestosteron (DHT) umgewandelt wird, was u. a. dann die Kopfhaare ausfallen lässt und Bartwuchs bei Frauen im Alter provoziert.
- Es fördert das Wachstum der Kopfhaare. Somit ist durch diesen und den oberen Punkt der bedrückende Haarausfall der älteren Frau geklärt!
- Progesteron hilft dem Östradiol dabei, fehl gebildete Zellen zu zerstören (Apoptose). Es verlangsamt die Zellteilung, so dass dem Östradiol

genügend Zeit übrig bleibt, seine Kontrollfunktion auszuüben. (Es lässt die »innere Uhr« etwas langsamer ticken!)

- Es stimuliert den Schlaf. Ohne Progesteron würde man nachts kein Auge zu bekommen!
- Da Progesteron aus Cholesterin gebildet wird, sorgt dieses Hormon als natürlicher Cholesterinsenker für den ständigen Abbau von neu gebildetem Cholesterin aus der Leber (s. späteres Kapitel.)
- Es ist ein bedeutender Schutz vor dem Altersdiabetes.
- Und was keiner vermutet! Progesteron ist ein wichtiges Stimulans für die Libido und Potenz!
- Und letztendlich wäre keiner von uns ohne den ultrahohen Progesteronspiegel unserer Mütter auf die Welt gekommen. Denn ohne Progesteron überlebt kein Embryo die Zeit im Mutterleib bis hin zu seiner Geburt.

Ich glaube, die Aufzählung der Wirkungen von den beiden Hormonen Östradiol und Progesteron machen jedem Leser klar, dass es enorme Probleme geben muss, wenn eine Frau ab einem bestimmten Alter nicht mehr auf diese Reserven zurückgreifen kann. Sie werden auch verstehen, dass ich mich bei einer von mir entwickelten Behandlungsmethode zunächst auf den Einsatz dieser beiden Hormone konzentriert habe.

Fast alle Symptome und Beschwerden in diesem Lebensabschnitt sind durch den Mangel der beiden Hormone bestens erklärbar. Aber nur »fast«, denn es gibt ja noch das Vitamin D, was noch vorzustellen ist! Und lassen Sie sich bitte nicht verwirren, wenn Ihr Arzt rät, nach einer Gebärmutteroperation auf die zusätzliche Gabe von Progesteron zu verzichten! Er verwechselt Wasser mit Benzin, wenn ich hier an unser Beispiel mit der Blume auf der Fensterbank erinnern darf. Solch ein Arzt meint mit seiner Empfehlung die Anwendung eines Gestagens (also eines Synthetikums!) und nicht das natürliche Progesteron!

3.1 Warum sollte auch das Vitamin D nicht im »Hormonorchester« fehlen?

Zuerst sollte ich Ihnen erklären, warum ich ein Vitamin mit in den Kontext zu den Hormonen stelle. Was hat ein Vitamin mit einem Hormon zu tun?

Nun, sehr viel!!

Das Vitamin D ist von unseren Wissenschaftlern falsch benannt, denn es weist eine chemische Struktur auf, wie sie im dem Formelbild der beiden Hormone Östradiol und Progesteron wieder zu finden ist.

Es gehört von seiner chemischen Struktur also eindeutig zu den sogenannten Steroidhormonen; das sind Hormone, die im Grundmuster den gleichen Aufbau wie die drei Östrogene und das Progesteron aufweisen.

Und da dieses Hormon als Besonderheit die Bildung über das Sonnenlicht in unserer Haut besitzt, hat einer unserer größten Vitaminforscher,

Herr Professor Jörg Spitz, es mit dem Eigennamen »Sonnenhormon« belegt.

Wer sich nun genauer über dieses neue Hormon informieren möchte, dem sei die umfangreiche Literatur von Herrn Prof. Spitz empfohlen.

Ich möchte mich hier auf Gesichtspunkte beschränken, die im Zusammenhang mit der Anwendung der Methode Rimkus® hervor zu heben sind.

Die korrekte Bezeichnung für das Sonnenhormon ist der Name Vitamin D3 oder chemisch korrekt 25-Oh-Cholecalciferol. Dieses wird aus einer in der Leber gebildeten Vorstufe unter Sonneneinstrahlung (UV-B Strahlung) in der Haut gebildet. Alle lebensnotwendigen Substanzen, die sich der Körper nicht selber herstellen kann, werden eigentlich korrekt als »Vitamine« bezeichnet. Insofern ist Vit. D3 also kein Vitamin.

Als man erkannte, dass Cholecalciferol im Körper selber gebildet wird und viele endokrine (hormonartige) Eigenschaften dort entfaltet und die Strukturformel dann auch die enge Verwandtschaft zu den Hormonen Östrogen (alle drei Arten!) und Progesteron erkennen ließ, spricht man heute dann diesem Vitamin doch eher Wirkungen eines Hormons und nicht »nur« eines Vitamins zu.

Vor einer zu reichlichen Bildung von Vitamin D3 schützt sich die Haut, indem sie sich eine »Sonnenbrille« aufsetzt, sich nämlich mit Hilfe ihrer in der Haut vorhandenen Melanophoren (Farbstoffbildner) mit einer braunen Schicht überzieht. Wir es gut an den Menschen erkennen, die am Meeresstrand in der Sonne »braten«.

Hier ist dieser Effekt dann als gut sichtbarer Beweis eines schönen Urlaubswetters und als Mitbringsel vom Badestrand aus kosmetischen Gründen sehr erwünscht. Kaum ein sonnenbadender Mensch sieht in der Bräunung der Haut den Zusammenhang mit einer Reduzierung des Einflusses von UV-B Strahlen auf die Haut, um eine überschießende Vitamin D3 Bildung zu vermeiden.

Übrigens sei hier angemerkt, dass nur ein jugendlicher Körper oder ein alternder Mensch unter einem ausgeglichenen Hormonspiegel, z.B.- nach meiner Methode, noch eine Aktivität der Melanophoren induzieren kann. Eine welke und trockene Haut, ohne einen Hormonschutz, vermag auf die Sonnenbestrahlung nicht mehr durch Bräunung reagieren, sondern lässt dann die Haut krebsrot erscheinen, wo dann auch schnell ein Sonnenbrand oder gar ein Hautkrebs entstehen kann.

Bei solchen Menschen wäre dann der Uv-Schutz sehr sinnvoll; besser aber wäre es natürlich, die fehlenden Hormone durch die Originale zu ersetzen und damit wieder den ehemaligen Schutz der Haut zu regenerieren. Die Substitution mit körperidentischen Hormonen ist also weit besser als die beste Sonnencreme oder eine Ganzkörperbekleidung!

Wenn Menschen sich in Klimazonen mit sehr hoher Sonneneinstrahlung ein Leben lang aufhalten, kann sich ihre Haut nicht nur bräunen, sondern fast schwarz färben. Wechseln solche Menschen dann mit ihrer gut angepassten Haut ihren Lebensraum, z.B. Europa, so kommen sie mit ihrer jetzt viel zu dunklen »Sonnen-Haut-Brille« in einen erheblichen Mangel an Vitamin D3.

Welche Folgen kann ein solcher Mangel haben?

Da Vitamin D3 einen erheblichen Einfluss auf unser Knochensystem hat, kommt es dann zu den bekannten Mangelerkrankungen wie Osteoporose, Osteomalazie (Knochenerweichung) und der Knochenfehlbildung Rachitis.

Diese Mangelerkrankungen waren sogar schon bei den alten Römern bekannt und werden leider auch in der letzten Zeit wieder häufiger, weil den Menschen, warum auch immer, die Sonne, die im Alten Ägypten sogar als Gott verehrt wurde, so gefährlich dargestellt wird, so dass sich die Europäer dann lieber am ganzen Körper bekleiden und die wenigen offenen Stellen noch mit hochpotentem Uv-Schutz eincremen, als sich der Sonne anzubieten. Damit wird es dem Körper dann unmöglich gemacht, einen ausreichenden Spiegel dieses lebenswichtigen Hormons aufzubauen.

Besonders auffällig ist das bei vielen Kindern am Badestrand zu beobachten. Sie werden immer häufiger aus Angst ihrer Eltern vor der »bösen« Sonne mit einer Kopfbedeckung versorgt, wie es bei Forschern in der Sahara üblich ist.

Natürlich sind diese Kinder auch vorsorglich noch mit hoch potenter Uv-Schutzcreme versorgt. Oft werden sie auch noch in Neoprenbadeanzüge gesteckt, um dann auch wirklich kein einziges Fleckchen Haut dem Körper für die notwendige Bildung von Vit.D3 zur Verfügung zu stellen.

Kein Wunder also, wenn sich bei großen Messreihen herausstellt, dass nahezu jeder Europäer einen deutlichen Mangel an Vitamin D3 aufweist.

Welche Folgen kann dieses Verhalten nach sich ziehen?

Nun, einmal die schon erwähnten Folgen für unser Knochensystem. Aber das Vitamin D hat noch weitere wichtige Funktionen im Körper:

Es hemmt die Bildung überschießender Zellwucherungen (Krebsbildung), fördert die Ausdifferenzierung der neu gebildeten Zellen und hilft dem Körper bei der Eliminierung fehl gebildeter Zellen (Apoptose). Zusätzlich moduliert es auch das Immunsystem, so dass es sensibler auf fehlgebildete Zellen reagieren kann und diese dann vernichtet.

Darüber hinaus schreibt man dem Sonnenhormon noch weitere sehr wichtige Funktionen zu, nämlich eine Risikoverminderung für eine Reihe von schwerwiegenden Erkrankungen:

- Psoriasis (Schuppenflechte)
- Infektionskrankheiten
- Autoimmunerkrankungen: z.B. (Diabetes Typ 1, Allergien, Multiple Sklerose)
- Regulation des Calciumspiegels und somit Ausbildung auch einer Schutzwirkung für Darmkrebs, Brust und Prostatakrebs
- Bluthochdruck
- Osteoporose
- Die Anwesenheit von Vitamin D im Mutterleib einer Schwangeren ist ein wichtiger Garant für eine gesunde Entwicklung des Nerven- und Muskelsystems

Ich sollte aber nicht vergessen zu erwähnen, dass wir allein durch unsere Nahrung leider nicht genügend Vitamin D zu uns nehmen können, um einem Mangel vorzubeugen. Zu gering ist der Gehalt an diesem wichtigen Hormon in unserer Nahrung.

Lebertran, Dorschleberöl und Hering enthalten in nennenswerter Konzentration Vitamin D3. Die übrige Nahrung enthält meist nur noch Spuren davon.

Ich bin mir sicher, dass sich nun Niemand mehr wundern wird, dass ich dieses wichtige Sonnenhormon mit in die von mir entwickelte »Rimkus®-Kapsel integriert habe und so die berechtigten Erwartungen auf eine Verbesserung der Lebensqualität im Alter noch steigern konnte.

3.2 Die Bedeutung von Cholesterin für die Hormonproduktion im Körper

Ich habe ja im vorherigen Kapitel bereits angedeutet, dass unser Körper z. B. das Progesteron aus Cholesterin bildet. Und somit ist Cholesterin, das in der Leber extra für die Hormonsynthese gebildet wird, eine extrem wichtige Substanz.

»Hört, hört«, mögen jetzt viele sagen, »das kann nicht stimmen, denn immer wieder wird uns doch gesagt, dass Cholesterin geradezu ein Teufelszeug ist und wir es möglichst unserer täglichen Nahrung und sogar aus unserem Körper eliminieren sollten«.

Ja, so wurden Sie alle (und auch die Ärzteschaft!) durch die Industrie und unsere Wissenschaftler erzogen. Diese Aussage ist so fest zementiert, dass damit dann wohl ein lukratives Geschäft mit Cholesterinsenkern und Nahrungsmitteln, die garantiert cholesterinfrei sind, aufrechterhalten wird.

Wie sieht es denn in Wirklichkeit aus?

Das im Körper messbare Cholesterin stammt nur zu einem äußerst geringen Anteil aus unserer Nahrung – und das auch nur vorübergehend, bis wir es als wichtigen Anteil der Nahrung verdaut haben. Das Frühstücksei, noch bis vor ganz kurzer Zeit jedem alternden Menschen von unseren Internisten aufs strengste verboten, kann nicht ursächlich dazu beitragen, den Cholesteringehalt im Blut entscheidend zu verändern. (Inzwischen wurde das »Eiverbot« ja sogar wieder aufgehoben; es hat sich aber noch nicht überall herumgesprochen.)

Nun, wie erklären wir uns dann aber den erhöhten Cholesterinspiegel, den ja eigentlich jeder alternde Mensch hat. Ernähren sich denn alle alten Menschen falsch???

Ich möchte Ihnen zunächst wieder ein kleines Beispiel bringen, damit die Sache besser verständlich wird:

Stellen Sie sich einmal vor, Sie seien Bauherr eines schönen Hauses. Sie beobachten auf Ihrer Baustelle, dass Ihr Hausbau rasch voranschreitet, wenn genügend Baummaterial vorhanden ist. Ohne dieses ständen die Maurer tatenlos herum.

Was passiert aber, wenn die Maurer streiken und Baumaterial weiter angeliefert wird?

Nun, es kommt zu einem riesigen Aufstau von Steinen, Sand und Zement.

Übertragen wir die Situation auf unseren Körper, dann liefert die Leber das Baumaterial Cholesterin zur Herstellung von Hormonen. Wenn nun die Hormondrüsen »streiken« und die Leber das nicht bemerkt, wird sich unverbrauchtes Cholesterin natürlich aufstauen. Der Cholesterinspiegel im Blut steigt an. Das ist dann ein Vorgang, der absolut unabhängig von dem Cholesterin ist, welches mit der Nahrung zugeführt wird.

Das Gehirn erinnert sich, dass die Hormondrüsen auf eine Erhöhung des Cholesterinspiegels immer auch mit einer erhöhten Hormonproduktion geantwortet haben. Also muss man doch nur die Leber anfeuern, noch viel mehr davon zu bilden, um den Hormonmangel zu beheben, der im Blut herrscht. Ganz offensichtlich hat unser Gehirn überhaupt keine Ahnung, was »da unten« wirklich passiert ist, dass nämlich die »Maurer« die Arbeit eingestellt haben ...

Um diesen hohen Spiegel wieder zu senken, bedarf es keiner »Cholesterinsenker-Tabletten« mit hohem Nebenwirkungspotential! Ideal wäre es, wenn die Hormondrüsen ihre Tätigkeit wieder aufnehmen würden. Dann würde sich der Stau auch langsam wieder abbauen.

Das bedeutet aber der Ruf nach der verlorenen Jugend ...?

Eine elegante Möglichkeit ergibt sich aber, indem man dem Körper die fehlenden Hormone als Originale zuführt und das Defizit wieder auffüllt. Das Gehirn in seiner Steuerzentrale »glaubt« dann, dass die Drüsen wieder arbeiten und veranlasst die Leber, mit der schrankenlosen Produktion von Cholesterin aufzuhören. Dieser wunderbare Effekt ist inzwischen bereits durch viele zehntausend Patienten bewiesen worden!

Die Bemühungen unserer Wissenschaftler, diesen Zustand mit Chemikalien zu beheben, sind zum Scheitern verurteilt Die Spiegel können so nicht langfristig gesenkt werden. Und Nebenwirkungen solcher Pharmaka sprechen Bände! Lesen Sie einfach eine der Packungsbeilagen!

Diese Tabletten behandeln auf keinen Fall die Ursache eines hohen Spiegels von Cholesterin im Blut.

Wenn wir also bei einem älteren Menschen einen erhöhten Cholesterinspiegel messen, dann hat der Arzt eigentlich keine andere Aussage gewonnen, als die, die dieser Mensch schon selber bemerkt hat:

Er ist nämlich in einem Lebensabschnitt, wo seine Hormondrüsen die Arbeit eingestellt haben.

Er wird also dann auch nicht wegen seines zu hohen Cholesterinspiegels einmal sterben müssen, sondern allein deshalb, weil die Folgen seiner Hormonmangelsituation irgendwann einmal sein Leben beenden werden. Es könnte also auch ganz anders sein, als es allgemein verkündet wird. Nicht der hohe Cholesterinspiegel macht den Herzinfarkt, sondern der unbehandelte Hormonmangel!

In der Schweiz wurde durch eine Untersuchung festgestellt, dass scheinbar kurioserweise genau die Alten am längsten lebten, die die höchsten Cholesterinspiegel aufwiesen. Offenbar scheint die medikamentöse Senkung dieses Spiegels gefährlicher zu sein, als ihn unbehandelt zu belassen. Das sollte uns zu denken geben!

Wer jetzt neugierig geworden ist und gern mehr über dieses aktuelle Thema erfahren möchte – insbesondere auch über das Märchen vom »bösen« und »guten« Cholesterin, dem sei das Buch von Prof. Hartmut Gohlke: »Die Cholesterinlüge« empfohlen, das ich am Ende dieses Buches im Literaturverzeichnis mit aufführe.

Was bedeutet dieses Wissen für unsere Hormonbehandlung?

Nun, wie ich oben schon erwähnt habe, ändert sich die Situation in dem Moment, wo mit den »richtigen« Hormonen der Mangel im Alter ausgeglichen wird. Unser Gehirn »denkt«, dass nun die »Maurer« wieder aktiv sind und fleißig arbeiten. Die Leber muss dann nur noch, wie in alten Zeiten, für einen wohldosierten Nachschub sorgen. Das Gehirn feuert sie nicht mehr zu unsinniger Überproduktion an. Ich sagte ja auch schon, dass unser Gehirn »dort oben« überhaupt keine wirkliche Ahnung über die Verhältnisse in der Peripherie hat ...

Ist Ihnen jetzt klar, warum z.B. Progesteron ein natürlicher Cholesterinsenker ist? – Und zwar einer ohne einen Beipackzettel!

3.3 Das »Orchester« der Sexualhormone

Wie in einem richtigen Orchester funken auch im Körper die verschiedenen Hormone nicht nach Gutdünken herum, sondern sie arbeiten wohl gestimmt unter dem Dirigenten, unserem Gehirn. Dieses steuert mit seinen eigenen Befehlshormonen akribisch die einzelnen Konzentrationen der Hormone.

Neben vielen anderen Hormonen, die von dieser Zentrale gesteuert werden (z.B. Cortison und Aldosteron), sind die vier Hormone Östradiol, Progesteron, Vitamin D3, aber natürlich auch Testosteron für eine therapeutische Anwendung wegen Ihrer Wichtigkeit interessant. Wobei es so zu sein scheint, dass die beiden Hormone Progesteron und Östradiol (weniger Östriol und Östron, wie ich weiter oben beschrieben habe) sich für das Symptomenbild des Klimakteriums verantwortlich zeigen.

Welches der Hormone fehlt, kann durch eine Analyse im Blut schnell herausgefunden werden. Und es ist selbstverständlich, dass nur ein Mangel behandelt werden muss oder sollte. Keine Hormonbehandlung also ohne eine vorherige Messung des Spiegels!

Und damit sind wir ja schon an der Stelle angekommen, wo ich Ihnen etwas mehr über das Ergebnis eigener Forschungen erzählen möchte!

4. Eine logische Entwicklung: Die »Methode RIMKUS®«

Vielleicht meinen Sie, dass ich eine sehr lange Einleitung benötigt habe, um nun endlich »zur Sache«, sprich zu der Vorstellung der nach mir benannten Methode zu kommen. Eine Methode, die Frauen (und natürlich auch Männer!) aus dem Tal ihrer hormonellen Beschwerden führen soll. Ein wahrhaft hoher Anspruch oder, wie man es nimmt, ein wahrhaft großes Versprechen, wo doch unsere Wissenschaft bisher versagt hat.

Um aber den feinen aber sehr gravierenden Unterschied zu erkennen, in welcher Hinsicht sich meine Methode von den gängigen Konzepten unterscheidet, musste ich Sie zunächst auf diese lange Informationsreise durch den Dschungel der Fehlinformationen und Halbwahrheiten mitnehmen. Dieser Dschungel steckt leider auch voll von »Fake news«, wie man es heute gerne ausdrückt.

Ich habe mich damals, vor jetzt über 30 Jahren, auch selber gefragt, wie es denn möglich sein kann, dass ich als einziger Arzt in einer Frauenarztpraxis die Erklärung gefunden habe, warum das ganze Konzept der universitären Forschung in der Praxis scheitern musste. Sollte wirklich ein einzelner Arzt, fern von Forschungslabors und ohne Forschungsgelder eine so bahnbrechende Entdeckung gemacht haben?

Selbst im sonst so fortschrittlichen Amerika wurden und werden auch heutzutage noch sehr viele Frauen mit den Plagiaten der Industrie »behandelt«.

Es reichte mir aber nicht, nur eine Erklärung für das Versagen einer allgemein üblichen »Hormontherapie« gefunden zu haben, sondern ich machte mich sofort daran, eine bessere Lösung des Problems zu finden!

Und das gelang!

Lange habe ich nach dem Haken gesucht, der in meinen Forschungen stecken musste. Aber, ich fand keinen. Und als ich meine Methode dann in der Praxis bei »meinen« Frauen und später auch bei »meinen« Männern anwendete, erlebte ich wahre Wunder, die ich anfangs selber gar nicht richtig glauben wollte. Ich war anfangs in Sorge, dass die wunderschöne Wirkung auch genauso schnell wieder vorbei sein könnte, wie sie gekommen war.

Das war aber gottlob ein Irrtum!

Je mehr Frauen ich behandelte, umso deutlicher wurden die unglaublichen Erfolge. Am Auffälligsten und Erfreulichsten waren das rasche Verschwinden von quälenden Hitzewallungen, Herzbeschwerden und sogar schweren Depressionen!

Nun konnte ich als der verantwortliche Frauenarzt endlich auch eine Hilfe meinen Patientinnen anbieten, von der ich immer schon geträumt hatte. Denn auch ich habe anfangs die künstlichen »Hormone« eingesetzt, so, wie ich es in meiner Ausbildung und in der Zeit an einer Universitätsklinik gelernt hatte. Und ich musste schmerzlich beobachten, dass mir dieses dort erlernte Wissen entsetzliche Misserfolge und den armen Frauen keinerlei Besserung ihrer oft bedrückenden Beschwerden eingebracht hatte.

Und plötzlich war alles anders!

Als ich dann Jahre später, wie aus heiterem Himmel, selber genau die gleichen Beschwerden bei mir beobachtete, die ich täglich von den Frauen hörte, die zu uns zum ersten Mal in die Praxis kamen, gelang es mir, mein so erfolgreiches Behandlungskonzept in eine Methode auch für Männer zu übertragen. Und siehe da, auch ich war fast über Nacht meine quälenden Beschwerden los und Lebensfreude und Lebenslust kehrten zurück.

Nun konnte ich meine Patientinnen noch viel besser verstehen und habe am eigenen Leibe verspürt, was für ein Gefühl es ist, wieder am Leben voll teilhaben zu dürfen.

Das Geheimnis meiner Methode war von Anfang an die Verwendung von bioidentischen, statt der künstlichen Hormone!

Doch welche herben Enttäuschungen musste ich erleben, als ich meine Methode der medizinischen Öffentlichkeit vorstellte!

Ein Aufschrei ging durch die Reihen der universitären Mediziner! Eine leidenschaftliche Ablehnung meines Lebenswerkes; ja sogar Aggressionen und Beschimpfungen, musste ich ertragen. Eigentlich hatte ich mit einer ganz anderen Reaktion gerechnet ...

Und so blieb ich leider auch lange Zeit die einzige Praxis, in der diese Behandlung angeboten wurde.

Das Interesse der leidenden Frauen an meinem Hilfsangebot war gleich von Anfang an sehr groß, das der Ärzteschaft, beeinflusst durch die universitären Vorbilder, leider recht verhalten! Und auch im Jahr 2018 hat sich an dieser Beurteilung »von oben« nicht viel verändert. Auch im Jahr 2018 sind die Gynäkologen immer noch die treuesten Anhänger der Pharmaindustrie und deren Informationstaktik. Bei den von der Industrie finanzierten Fortbildungsveranstaltungen werden sie gegen die lästige Konkurrenz offenbar immer noch erfolgreich eingeschworen. Und sie folgen dann treu diesen Informationen und geben diese dann auch an ihre Patientinnen weiter. In Sachen »Methode Rimkus® argumentieren sie getreu nach den Informationen, die sie »von oben« erhalten: »man hält nichts davon«, »die Methode sei unwissenschaftlich und bislang unbewiesen« ...

Sie scheuen sich leider nicht, leider auch viele »Fake news« zu verbreiten.

Ein Beispiel zu dieser misslichen Situation ist eine Mail aus dem Jahr 2018, die mir von ein er verunsicherten Frau gesendet wurde:

Kopie der Mail:

»Ich nehme Rimkus® Kapseln seit drei Monaten und meine Beschwerden haben sich wesentlich gebessert. Ich hatte bei der ersten Zusammensetzung der Hormonkapseln noch Unterleibs-

schmerzen. Seit einer Woche nehme ich die zweite Packung ein, bei der der Gehalt der Hormone erhöht wurde und die Schmerzen sind verschwunden.

Nun zu meiner Frage:

Bei meinem letzten Besuch bei einer Frauenärztin habe ich ihr davon erzählt und sie hat mir davon abgeraten. Sie sagte, dass keine Studien vorliegen und dass die möglichen Langzeitrisiken wie zum Beispiel Schlaganfall, Herzinfarkt und Brustkrebs genauso hoch sein wie bei synthetischen Hormonen. Ich habe unter den Wechseljahren einen Bluthochdruck entwickelt, der aber gut eingestellt ist. Wie sind Ihre Erfahrungen und gibt es Studien?«

Hier offenbart sich in der Beratung dieser Patientin durch ihre Frauenärztin eine totale Unkenntnis dieser Gynäkologin über den Wert bioidentischer Hormone. Aus ihrer erkennbaren Unkenntnis heraus, werden falsche Informationen gegeben die die Patientin total verunsichert. Obwohl es ihr ja gut geht, wird ihr zum Absetzten der Behandlung geraten!

Und warum gibt es denn so gut wie keine Studien zu den natürlichen Hormonen? Diese Frage ist ganz leicht zu beantworten!

Unsere Wissenschaftler haben von der Industrie bislang (aus verständlichen Gründen ...) noch kein Geld für derartige Studien erhalten, weil der Ausgang durch die Jahrtausende alte Evolution bereits klar auf der Hand liegt. Die Ergebnisse müssen ganz sicher zum Nachteil der Industrie ausfallen!

Es ist sehr erfreulich, dass eine Gruppe von Ärztinnen und Ärzte mit der Zusatzbezeichnung »Naturheilkunde«, sich meiner Idee mit großem Engagement annehmen und dazu beitragen, dass meine Methode weiterlebt. Erfreut und erstaunt hat mich auch eine breite Zustimmung zu meinem Hilfsangebot aus den Reihen der Heilpraktiker.

Viele Frauen schreiben mir enttäuschte Briefe, wie der oben zitierte, dass Ihr Arzt nichts von einer Methode RIMKUS® hören möchte und dass der Weg zu einer Praxis, in der meine Methode angeboten wird, schwer zu finden ist. Ich werde später noch auf die Gründung des Hormonnetzwerkes kommen. Hier aber schon einmal der Hinweis auf eine »Therapeutenliste« auf der Homepage des Netzwerkes: www.Hormon-Netzwerk.de/Therapeutenliste

Wenn Sie dort Ihren Wohnort eingeben, erhalten Sie sog. »Rimkus®-Praxen« in der Nähe Ihres Wohnortes.

Durch die gemeinsamen Aktivitäten von Herrn Dr. Dr. Beck und mir hat sich die Situation seit der Gründung des Netzwerkes im Jahr 2011 aber erheblich verbessert und ich habe den Eindruck, dass ein Zitat von V. Hugo vielleicht die Erklärung für eine deutliche Zunehme des Interesses in letzter Zeit sein könnte:

»Nichts ist stärker als eine Idee, deren Zeit gekommen ist«.

Anfangs mussten Hilfesuchende sehr, sehr weite Wege für eine Behandlung zurücklegen. Und Sie haben das nur wegen der kaum zu glaubenden Wirksamkeit der Behandlung getan, die sich natürlich unter den Betroffenen schnell herumgesprochen hat.

Und ich bin immer noch der festen Überzeugung, dass sich sogar der weiteste Weg in eine versierte Praxis dafür lohnt!

Was sind die Grundprinzipien meiner Methode?

Die allerwichtigste Vorbedingung ist die, dass ich mit meinem Hilfsangebot einen weiten, ja sehr weiten Bogen um alle Kunstprodukte mache und sogar die Phytoöstrogene meide. Und zwar aus Gründen, die Sie nach dem Lesen der vorigen Kapitel sicher nun gut nachvollziehen können.

Ein wichtiger Unterschied zu den gängigen Methoden ist der, dass ich versuche, das Beschwerdebild einer Frau (oder auch eines Mannes) mit den im Blut gemessenen Hormonwerten in Einklang zu bringen. Hormonspiegelmessungen sind ja bei einer Anwendung von Synthetika nicht üblich, was viele Patienten sicher schon bemerkt haben.

Außerdem gebe ich klare Zielbereiche an (sog. »grüne Bereiche«), in die eine Frau hinein therapiert werden sollte, um als erfolgreich behandelt zu gelten.

Erst wenn das Beschwerdebild auch durch einen gemessenen Hormonmangel in Einklang gebracht werden kann, wird ein individueller Therapieplan aufgestellt und ein Behandlungsversuch eingeleitet.

Nur die Hormone, bei denen ein deutlicher Mangel herrscht, werden für die Behandlung eingesetzt.

Wo kein Mangel ist, wäre eine Hormoneinnahme eine Einbahnstraße in den Misserfolg und in eine herbe Enttäuschung wegen eines dann auch ausgebliebenen Therapieerfolges. Und da ich unter unseren Patienten (sogar bei alternden Männern!) so gut wie niemals einen Testosteronmangel nachweisen konnte, werden Sie in diesem Buch auch Einzelheiten zu einer Testosteronsubstitution vermissen.

Zur Absicherung der Diagnose wird auch immer eines der Hirnsteuerhormone, das FSH (s. obige Kapitel!), mit gemessen, um die Gefahr einer Fehlbeurteilung niedriger Hormonwerte zu bannen. Passt dann alles zusammen, also typisches Alter, ein typisches Beschwerdebild, ein nachgewiesener und abgesicherter Hormonmangel, dann erst wird ein individueller Therapieplan für diese Patientin aufgestellt.

Warum ist ein individueller Therapieplan wichtig?
Üblicherweise bekommt doch jeder Frau dieselbe Tablette und sogar auch in nahezu gleicher Dosierung? Die Tabletten liegen sogar schon fix und fertig verpackt in jeder Apotheke bereit?

Nun, bei den Hormonspiegelmessungen kann man leicht beobachten, dass es eine enorme Bandbreite der Mangelzustände gibt. Manche Frauen haben bereits sehr starke Beschwerden, aber ihre Werte sind noch gar nicht so niedrig. Diese benötigen dann auch nur eine recht kleine Menge an Hormonen in ihren Kapseln, um den Mangel auszugleichen. Andere Frauen wieder haben nur mäßig viele Beschwerden, aber einen grauenvollen Hormonmangel. Dort muss man also auch eine viel höhere Dosis in die Kapsel tun.

Es gibt leider immer noch viel zu viele Frauen, die sich wegen anfänglicher Enttäuschung unter der konservativen Therapie lange nicht mehr an einen zweiten Versuch herantrauen, insbesondere, wo ja auch öffentlich geworden ist, dass die Industriepräparate nicht nur nahezu wirkungslos, sondern auch leider zusätzlich mit schweren Nebenwirkungen (Brustkrebs) belastet sind. Sie können es nicht wissen, dass es zu den Industriepräparaten überhaupt eine hoch wirksame und ungefährliche Alternative gibt. In nur ganz wenigen gynäkologischen Praxen würden Frauen über diese Situation auch hinreichend aufgeklärt werden. Leider scheren die Anderen dann alles, was mit Hormonen zu tun hat, über einen Kamm!

Wenn eine Frau erst sehr spät in die Behandlung kommt, hat der Hormonmangel schon über viele unbehandelte Jahre seine Spuren hinterlassen. Diese Frauen dürfen dann leider nicht mehr damit rechnen, noch alle Vorteile der Methode zu erlangen. Auch ist bei allen Patienten immer eine gehörige Portion Geduld vonnöten, bis der Körper die plötzlich angebotenen Hilfen auch umsetzen kann.

Es kann sich nicht in wenigen Tagen bessern, was sich in Jahren gebildet hat!

Eigentlich gilt bei diesen »Späteinsteigern« das Prinzip, zu retten, was noch zu retten ist. Und das ist nach meinen Erfahrungen immer noch eine ganze Menge!

Der Körper darf mit der Hormongabe nicht »überrumpelt« werden. Eine Behandlung muss oft sehr vorsichtig, quasi einschleichend, gestaltet werden und oft bleibt auch eine geringe Anfangsdosis zur Gewöhnung des Körpers über längere Zeit bestehen.

In unserem Beispiel mit der Blumenbank waren es diejenigen Pflanzen, die in einem längeren Urlaub von niemandem daheim gegossen wurden. Die Erde im Topf ist »knochentrocken«, die Blätter welk, einige sogar schon vertrocknet abgefallen und Blüten gibt es schon lange nicht mehr.

Da Ihnen aber diese Pflanze sehr am Herzen liegt, versuchen Sie es wenigstens, durch liebevolles und vorsichtiges Gießen die verlöschenden Lebensgeister zu stimulieren. Da die Erde ja rissig und sehr trocken ist, wird die normale Menge an Gießwasser gleich wieder aus dem Topfboden herauslaufen, ohne die Erde wirklich zu befeuchten. Sie würden sicher dann lieber länger und mit kleinen Schlucken geduldig abwarten, bis die Erde wieder feucht ist. Ich bin mir sicher, dass Sie sich dann auch wahnsinnig freuen würden, wenn die Pflanze wieder Leben zeigt und viel mehr, als Sie es nur zu vermuten wagten. Und genau so, wie sich ja sicher schon manche Blumenliebhaberin geirrt hat und beim Gießen kaum noch damit gerechnet hat, dass sich die Pflanze doch wieder erholt, so ist es auch für eine Behandlung mit bioidentischen Hormonen bei den betroffenen Patienten niemals zu spät, wenigstens einen Behandlungsversuch zu wagen. Denn was soll außer einer Enttäuschung über nicht eingetretene Verbesserungen »passieren«? Die Hormone, die ich in meiner Methode verwende, haben ja bereits alle eine Testphase durch die Evolution von vielen Millionen von Jahren hinter sich. Alle erdenklichen Möglichkeiten von Nebenwirkungen konnten also in dieser Zeit eliminiert werden. Die immer wieder gestellte Frage nach »wissenschaftlichen Studien« dazu, erscheint mir bei dieser langen Testphase der Natur absolut überflüssig!

Die lange Zeit der Bewährung ist auch der Grund, warum die »Rimkus®-Kapseln ohne einen Begleitzettel ausgeliefert werden, auf dem vor Nebenwirkungen gewarnt werden muss. Eine Behandlung in heutiger Zeit ohne die Gefahr von Nebenwirkungen?

Sicher muss eine solche Aussage viele Ärzte und auch Patienten skeptisch stimmen.

Es ist aber vergleichbar mit der Nahrungszufuhr: auch wenn die allerbesten und bekömmlichsten Speisen verzehrt werden, kommt es auf die richtige Dosis an. Viel zu wenig davon zu essen, endet im Hungertod und viel zu viel davon zu verspeisen, führt zu gefährlicher Körperverfettung. Eine Hilfe zur Vermeidung von Fehlern ist da sogar unser »gesunder Menschenverstand«.

Und so ist die Anwendung meiner Methode für Patienten auch nur nebenwirkungsfrei, wenn diese von Kennern der Materie korrekt angewendet wird. Auch das gebietet ebenso unser »gesunder Menschenverstand!«

Die Kontrolle eines Therapieerfolges durch eine Blutanalyse ist bei der allgemein üblichen Behandlung ja auch kein Thema. Und wir wissen ja

inzwischen, dass man da auch keine Veränderungen der Hormonspiegel zur Ausgangslage unter diesen Hormonplagiaten zu erwarten hätte!
Die Grundlage meiner Methode liegt im Beheben eines Mangels von Östradiol, Progesteron und Vitamin D3. Die Wichtigkeit dieser drei Hormone habe ich Ihnen ja schon vorgestellt.

Ich erklärte Ihnen schon, dass die Messung des Testosteronspiegels bei allen von mir betreuten Frauen immer noch einen Wert innerhalb der physiologischen Grenzen ergeben hat, so dass ich in über 20 Jahren nicht ein einziges Mal Testosteron therapeutisch einsetzen musste. Sogar noch nicht einmal bei Männern!

Zweifellos ist Testosteron für beide Geschlechter ein sehr wichtiges Hormon. Schließlich könnte der Körper ohne dieses Hormon kein Östrogen herstellen! Für den Einsatz in der Therapie scheint es aber in meinen Augen überbewertet zu sein. So haben sich auch alle Versprechungen nicht halten können, Wechseljahresbeschwerden besonders bei Männern mit Testosteron erfolgreich zu behandeln.

Frauen sollten nach meinen Erfahrungen auf gar keinen Fall, ohne einen Mangel an diesem Hormon, »einfach »nur so« Testosteron zu sich nehmen, nur weil ihnen irgendjemand erzählt hat, dass eine Frau damit die Libido steigern könnte. Eine unnötige durchgeführte Einnahme von Testosteron, ohne nachgewiesenen Mangel, führt bei einer Frau recht schnell zu äußerlich sichtbaren (und hörbaren!) Veränderungen wie: Bartwuchs, verstärkte Körperbehaarung und eine tiefe Stimme, die auch nach Absetzen des Hormons nicht mehr rückgängig gemacht werden können.

Ein erster Therapieplan gilt für die ersten drei Monate bis zur ersten Kontrollmessung unter der Behandlung. Selbstverständlich interessiert bei dieser ersten Kontrolle aber zuerst, wie sich das Befinden der Frau in dieser kurzen Zeit wohl schon gebessert hat. Gibt es da noch »Reklamationen«, die durch noch nicht so optimale Messwerte untermauert werden, dann wird die Dosis der verordneten Kapseln vorsichtig angehoben und das so lange, bis alles »passt«. Da die natürlichen Hormone im Körper relativ schnell in der Leber wieder abgebaut werden, empfehle ich die notwenige Laborkontrolle der Hormonspiegel immer nach einem Zeitraum von etwa 2 Stunden nach der letzten Kapseleinnahme. Nur dann erhält man auch vergleichbare Werte für die Entscheidung, ob die Hormondosis für die weitere Einnahme verändert werden muss. Auch ergibt sich daraus die strikte Empfehlung, immer zwei Kapseln täglich also morgens und abends jeweils eine einzunehmen.

Oft wurde ich von meinen Kritikern gefragt, wer mir denn das Geheimnis verraten hat, welche Idealwerte denn bei einer Behandlung anzustreben sind? Dazu steht doch nirgends etwas in unseren Lehrbüchern?

Dieses »Geheimnis« haben mir die jüngeren Frauen, so im Alter um die 30 bis 35, »verraten«.

Diese Frauen klagen ja in der Regel noch über keinerlei Mangelbeschwerden, weil ja auch noch kein hormoneller Mangel herrscht. Hier habe ich dann Blutanalysen erstellt und mittlere Werte erarbeitet. Diese relativ jungen Frauen, die ja sogar durchaus noch Kinder bekommen können, haben zum Zeitpunkt des Eisprungs sehr hohe Hormonspiegel. Ich musste daher aus sehr vielen Einzelmessungen einen mittleren Idealbereich festlegen, der während der späteren Anwendung noch korrigiert wurde. Der mittlere Bedarf älterer Frauen lag eben etwas niedriger.

Die dann von mir publizierten Werte haben sich letztlich in der Behandlung sehr vieler Frauen hervorragend bewährt und können so von anderen Ärzten inzwischen auch übernommen werden. Es sind nicht einzelne feste Werte oder gar »Dopingwerte«, wie einer meiner Kritiker behauptete, sondern immer eine so große Spanne, also nicht ein Wert, sondern ein Bereich, der für eine individuelle Einstellung zur Verfügung steht.

Viele Frauen fühlen sich erst in den oberen Bereichen wohl, während andere auf ein niedrigeres Niveau der Idealbereiche eingestellt werden können.

Sie können jetzt gut nachvollziehen, dass nur ein Arzt mit speziellen Kenntnissen diese Behandlung durchführen kann, denn im Medizinstudium gehört diese Behandlung (noch) nicht zum Lehrprogramm!

Wenn keine Fehler gemacht werden, ist der Erfolg garantiert, weil jede Frau, Ihre persönliche Behandlung mit genau den Hormonen startet, unter denen sie viele unbeschwerte Jahre erleben durfte! Es wird ja lediglich nur der Mangel an dem

Hormon ausgeglichen, welcher bei der Hormonanalyse als zu niedrig gemessen wurde.
Wie ich Ihnen schon erklärt habe, ist die Einnahme von bioidentischen Hormonen daher genauso ungefährlich oder gefährlich, wie die tägliche Nahrungszufuhr!

Untermauert wird mein Versprechen, wie Sie ja schon wissen, durch die Tatsache, dass die Hormondosierungen in den Kapseln nach individueller Rezeptur auch genau so individuell für jede Frau gefertigt werden und auch keinen Beipackzettel enthalten, auf dem irgendwelche Nebenwirkungen oder Warnungen vermerkt werden müssen.

Das ist dann wieder ein ganz wesentlicher Unterschied zu den Kunsthormontabletten aus der Apotheke!

Aber bleiben wir gleich bei der Apotheke! **Sie werden vergeblich versuchen, das von Ihrem Arzt ausgestellte Rezept in Ihrer »Apotheke um die Ecke« einzulösen.**

Ihr »Rimkus®-Arzt« kennt aber Adressen von Apotheken, die sich nachweislich ganz speziell mit der Herstellung der »Rimkus®-Kapseln« beschäftigt und sich freiwillig einer Qualitätskontrolle durch unser Netzwerk unterzogen haben. Sie finden eine Aufstellung dieser Apotheken auch auf der Ihnen schon bekannten Seite:
www.Hormon-Netzwerk.de

Eigentlich sollte wohl jeder Apotheker in der Lage sein, die erwähnten Hormonkapseln herzustellen. Die Praxis hat aber leider gezeigt, dass dieses nicht ohne Spezialkenntnisse möglich ist. Und da der Erfolg meiner Methode ganz explizit mit der Qualität der Kapseln verknüpft ist, hat das Hormonnetzwerk ein besonders hohes Interesse, dass nur überprüfte Apotheken sich mit der Herstellung befassen sollten. Allerdings kann sich natürlich jede Apotheke beim Netzwerk freiwillig für eine Überprüfung der Qualität der Herstellung der unter Markenschutz stehenden Rimkus® Kapseln bewerben.

Sie haben ja in einem früheren Kapitel lesen können, dass ein Progesteronmangel automatisch einen Zink- und Kupfermangel nach sich zieht. Beide Mineralien sind essentiell, also lebensnotwendig, für unseren Körper und sogar das Progesteronhormon selber kann ohne die Anwesenheit von Zink und Kupfer nicht seine volle Wirkung entfalten. Und die ist, besonders für die Zerstörung fehl gebildeter Zellen umso wichtiger, je älter wir werden. Schon allein Zink ist ein wichtiger Baustein in der Kette der Immunabwehr!

Genau aus diesem Grund habe ich wie vorher schon beschrieben dann Kapseln (RIMKUS®-Kapsel) entwickelt, die daher nicht nur die wichtigen Hormone in einer individuellen Dosis enthalten, sondern der auch immer eine kleine Prise Zink und Kupfer zugefügt ist, damit sich die Hormonwirkung voll entfaltet kann. Und diese ganze Mischung finden Sie dann, gelöst in Olivenöl oder auch in Kakaobutter. in der Kapsel wieder.

Einen nicht unwichtigen Nebeneffekt der Kupferzugabe werden Sie alsbald bemerken, wenn Sie ein Sonnenbad nehmen. Da die Melanophoren (die Zellen, die für das Bräunen zuständig sind) zur Herstellung der braunen Hautfarbe unbedingt Kupfer benötigen, ist es auch kein Wunder, wenn die durch einen Hormonmangel an Kupfer verarmten Frauen in der Sonne mehr die Farbe von reifen Tomaten annehmen, statt die erwünschte Bräune zu erlangen. (Im Kapitel über die Wichtigkeit von Vitamin D3 haben Sie schon wichtige Argumente zu diesem Thema lesen können.)

Gleichzeitig steigt mit dem Verlust der Fähigkeit zum Bräunen auch das Risiko, einen Hautkrebs zu bekommen an. Und da immer mehr Menschen immer älter werden und nur eine verschwindend kleine Minderheit der Menschheit bislang die Vorteile einer Behandlung nach meiner Methode genießen kann, ist das Wehklagen der Mediziner über die ständige Zunahme des Hautkrebses groß. Aber, statt Ihnen die Sonne zu verbieten, habe ich Ihnen bessere Alternativen aufgezeigt!

Die gleichzeitige Einnahme von Kupfer und Progesteron setzt der Haut wieder die schützende »Sonnenbrille« auf. Das Braunwerden ist also nicht primär eine nur kosmetische Angelegenheit. Schneller und besser zu bräunen heißt also auch automatisch einen schnelleren und besseren Schutz vor Hautkrebs aufzubauen. Und weit besser, als es jede Sonnenschutzcreme es schaffen würde, die Sie ja problemlos auch noch zusätzlich benutzen dürfen.

Denken Sie nur einmal daran, dass kein Schwarzer in Afrika sich mit Sonnenöl eincremt, bevor er nach draußen geht. Und dennoch sind Hautkrebse dort so gut wie ungekannt.

Noch eine wichtige Frage ist aber, wie lange denn eine nach der Methode RIMKUS® behandelte Frau oder auch ein Mann die Hormone einnehmen darf. Schließlich haben da unsere Mediziner an den Universitäten doch dafür ganz strenge Auflagen gemacht. Sie erinnern sich: »möglichst gar nicht und wenn, dann so wenig und so kurz wie möglich«...

Es wäre ja menschenverachtend, einer Frau, die gerade Ihr Frausein zurückerhalten hat, gleich wieder dieses schöne Gefühl zu nehmen und sie nur für kurze Zeit zu behandeln, um sie dann allmählich wieder in den vorherigen Mangelzustand zu versetzen.

Wenn man ihr aber eine Behandlung anbietet, die kaum eine Wirkung, aber sehr viele bedeutungsvolle Nebenwirkungen hat, sind diese Warnungen zu verstehen. Dabei wäre es dann aber weit besser, lieber von einem Angebot mit solchen gefährlichen Pseudohormonen gänzlich Abstand zu nehmen, als diese den Empfehlungen gemäß, nur zeitlich sehrt begrenzt einzunehmen.

Gottlob muss bei den körperidentischen Hormonen keine Zwangspause eingelegt werden. Es wäre so, als würden Sie urplötzlich aufhören, Ihre teuren Blumen auf der Fensterbank nicht mehr (mit Regenwasser!) zu gießen. Der Bonus wäre schnell dahin.

Und so bin ich der festen Überzeugung, dass eine Frau ihre natürlichen Hormone so lange einnehmen darf, wie es ihr wert ist, mit der gewonnenen Lebensqualität ihre Tage zu verbringen. Von mir aus »bis ans Ende aller Tage«!

Oder kennen Sie eine Vorschrift die besagt, dass eine junge Frau nur wenige Zeit ihre Eierstöcke arbeiten lassen darf und dann wegen gehäuft auftretender und schwerwiegender Nebenwirkungen kastriert werden muss?

Oder haben Sie von irgendeinem unserer Wissenschaftler gehört, dass man nur höchstens 5 Jahre lang Nahrung zu sich nehmen dürfe?

Ich habe dererlei jedenfalls nicht gehört und auch in keinem Lehrbuch gelesen!

So, nun habe ich Ihnen meine Methode, die »Methode RIMKUS®« vorgestellt.

Sie konnten mit verfolgen, welche riesigen Unterschiede zu den Konzepten der modernen Medizin bestehen, ohne, dass ich aber den Rahmen von Ethik und Moral verlasse, die mir mein Arztberuf gestellt hat.

Warum trotz der bewegenden Erfolge, leider nur wenige Ärzte oder Ärztinnen Ihnen diese Behandlung gönnen möchten, vermag ich nicht zu sagen. Ich wundere mich zusammen mit Ihnen darüber!

Ich versuche aber diese missliche Situation für Sie zu verändern, indem ich auch im Alter von jetzt fast 80 Jahren noch Vorträge und Seminare, zusammen mit meinem Freund, dem Münchener Arzt Dr. Dr. Thomas Beck, für interessierte Ärztinnen und Ärzte und sogar Heilpraktiker anbiete und auch aktiv im Hormonnetzwerk tätig bin. (Davon später mehr!)

Was aber ein ebenso traurigeres Kapitel darstellt ist die Tatsache, dass leider die gesetzlichen Krankenkassen es ablehnen, für eine so segensreiche Behandlung die Kosten zu erstatten. Andererseits sind sie sehr wohl bereit, eine Behandlung mit Synthetika trotz der Misserfolge und Spätschäden durchaus zu übernehmen. Ich hoffe, dass es hier nicht eine Verquickung von Geschäftsinteressen der Pharmaindustrie und den Beratern der Krankenkassen gibt. Aber wie anders sollte man sich das eigenartige Verhalten der Krankenkassen ihren Versicherten gegenüber denn sonst erklären? Da die meisten der privaten Krankenkassen sehr wohl diese Behandlung bezahlen, wird durch dieses Verhalten eine vom Arzt nicht zu verantwortende 2-Klassen-Medizin geschaffen, die politisch Niemand möchte!

Jede Frau, die nach der Methode RIMKUS® behandelt wird, spart der Solidargemeinschaft immense Kosten ein, die ansonsten durch Schlafmangel, Herzund Kreislaufbeschwerden, Osteoporose, Depressionen, Altersdemenz, frühzeitige Invalidität, vorzeitiges Ausscheiden aus dem Berufsleben, Verlöschen von Libido und Potenz, Übergewichtigkeit, Altersdiabetes Augenerkrankungen, Zahn und Kieferprobleme usw., usw. zwangsläufig ohne einen korrekten Hormonausgleich entstehen. Hier könnten Kosten eingespart werden und gleichzeitig sogar eine wesentliche Verbesserung für die Patienten dabei herausspringen.

Mich wundert es schon, dass noch keiner unserer Politiker aus dem Gesundheitsministerium zu solchen Überlegungen gelangt ist und dass auch kein Versicherungsmathematiker auf diese Rechnung gestoßen ist.

Egal wer da wohl im »Bremserhäuschen« sitzt, zum Wohle der Versicherten ist ein solches Verhalten absolut nicht!

Aber, vielleicht trägt dieses Buch dazu bei, dass sich irgendwann einmal diese bedrückende Situation ändert. Die vielen leidenden Frauen (und Männer!), denen man so wunderbar helfen kann, hätten es verdient!

4.1 Woher stammen die bioidentischen Hormone?

Es stellt sich nun die berechtigte Frage, woher denn die bioidentischen Hormone überhaupt kommen und ob auch genug davon für alle Frauen und Männer vorhanden wären, falls sich die Methode RIMKUS® einmal als Therapiestandard für alle Betroffenen durchsetzen sollte?

Nun, eine Antwort liegt schon in der Wahl der Namensgebung!

Ich habe in diesem Buch nebeneinander für diese richtigen Hormone die Begriffe: »natürlich«, »bioidentisch«, »körperidentisch« gebraucht. Ich habe kein einziges Mal davon gesprochen, dass es »menschliche« oder »tierische« Hormone seien. Und dennoch sind sie körperidentisch. Sie stammen also offenbar nicht aus dem Körper von Menschen oder Tieren. Ich habe nur einmal nebenbei erwähnt, dass ich genau die gleichen Hormone Östradiol und Progesteron bei Untersuchungen auch bei Pferden vorgefunden habe!

Man könnte also meinen, dass bioidentische Hormone so ähnlich wie das Insulin z. B. von Schweinen gewonnen werden. Dass man diese Hormone also einfach aus dem Blut von Säugetieren abzapft, um sie für den Einsatz beim Menschen verfügbar zu machen. Gottlob müssen dafür aber keine Tiere geopfert werden!

Im Jahr 1943 machte der amerikanische Biochemiker Russel Marker eine bahnbrechende Entdeckung. Er fand im Saft der wilden Yamswurzel in Mexiko einen gallebitteren Stoff, das Diosgenin. Diosgenin hatte, wie er schnell heraus bekam, eine große Ähnlichkeit mit dem Cholesterin in unserem Körper. Und da er wusste, dass im menschlichen Körper in den hormonbildenden Drüsen aus diesem Cholesterin zunächst Progesteron, dann Testosteron und am Ende auch Östrogen synthetisiert wird, brachte ihn das auf die geniale Idee, aus dem Grundstoff Diosgenin über chemische Tricks, die nach ihm als Marker-Verfahren benannt sind, zunächst Cholesterin und dann das Progesteron und später dann die ganze folgende Hormonpalette, zu synthetisieren. Also fast genauso, wie es der menschliche Körper ja auch selber macht. Und diese so gewonnenen Hormone verdienen dann den Namen »natürlich« und »bioidentisch«.

»Sein« so im Labor erzeugtes Progesteron unterschied sich an keiner Stelle des Moleküls vom Original! Und da die Yamswurzel eine ziemlich robuste Pflanze ist, könnte man davon große Plantagen anlegen und die gesamte Menschheit aus dem Hormontief im Alter befreien.

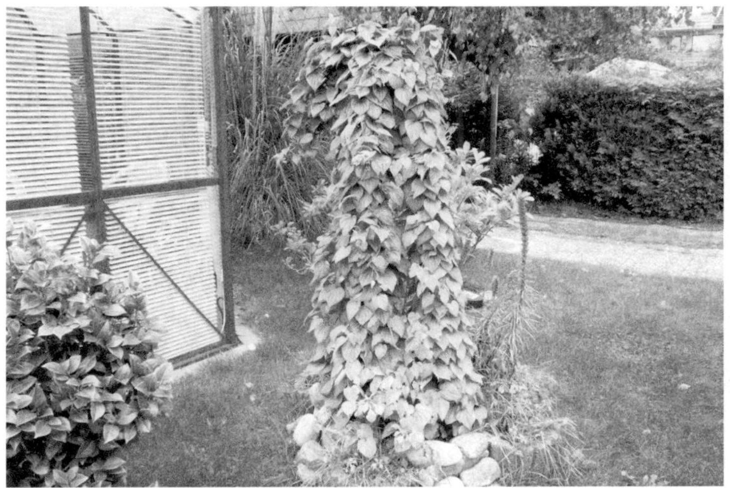

Prächtig gedeihende Yamspflanze im rauen Klima des Nordens

Die Yamspflanze ist sogar so robust, dass sie schon seit fast 20 Jahren in meinem Garten an der kühlen Ostsee gedeiht. Sie können sich auf dem folgenden Bild davon überzeugen! Eine Großaufnahme meiner Pflanze sehen Sie auch auf dem Cover dieses Buches.

Die Firma, bei der Russel Marker damals angestellt war, erkannte sofort die »Gefahr«, die von seiner Entdeckung ausging. Denn ein so identisches Naturprodukt konnte man nicht durch Patente schützen und hätte für die Industrie keinen wirtschaftlichen Erfolg einbringen können. Zur »Belohnung« für seine unglaubliche Entdeckung verlor er seine Anstellung bei dieser Firma!

Sie sehen, dass die Ablehnung den Naturhormonen gegenüber sofort von Anfang an bestanden hat. Wenngleich deren Ursache nicht an der Substanz selber lag und liegt.

Gottlob ließ sich Russel Marker aber nicht ausbremsen und fertigte dann in einer eigenen Firma die begehrten Hormone, so dass wir auch heute diese natürlichen Hormone in ausreichender Menge für die Behandlung zur Verfügung haben. Es gibt also keine Not, auf die chemisch veränderten Pseudohormone der Industrie auszuweichen.

Wir haben genügend »Bohnenkaffee« und brauchen daher keinen »Kathreiners Ersatzkafffee«!

Wenn wir es nun ganz genau betrachten, dann sind die aus dem Diosgenin der Yamswurzel gewonnenen Hormone also **»natürliche, semi-synthetische, bioidentische Hormone«**, denn diese Hormone entstehen ja erst über einen chemischen Prozess im Labor! Sie sind dann aber mit den Hormonen des Körpers völlig identisch, was die Pharmaprodukte eben leider nicht sind!

Wohlgemerkt, es wird bei meiner Methode also nicht Diosgenin verwendet, sondern das daraus gewonnene Hormon!

Ich erhalte aber oft Briefe von enttäuschten Frauen oder Männern, denen Zubereitungen der Yamspflanze verordnet wurden und dann in der Hoffnung, ihren Hormonmangel damit zu beseitigen, eingenommen haben. Worin lag der Fehler?

Wenn sie die Yamswurzel einnehmen, so nehmen sie nichts weiter als Diosgenin zu sich. Sie könnten es billiger und schmackhafter haben und lieber morgens und abends ein Eidotter essen. Sie hätten dann sogar noch gleich das wirkliche Cholesterin und nicht das dem nur sehr ähnliche Diosgenin verspeist. Sicher wären diese Anwender nach dem Genuss der Eidotter genauso enttäuscht, ihre hormonellen Defizite nicht losgeworden zu sein, wie es diejenigen sind, die enttäuscht das bittere Yamspülverchen wieder weglegen!

Bei dem aus dem Sud der Yamswurzel gewonnene Hormon handelt es sich ja sogar um eine rezeptpflichtige Substanz. Schon daran können Sie ermessen, welch ein gravierender Unterschied zwischen dem Yamspulver, was ja durchaus ein Naturheilmittel für andere Indikationen aus in der Naturheilkunde sein kann, besteht.

Wir haben hier eine ähnliche Situation wie bei der Zuckerrübe, wo ja auch erst in einer Zuckerfabrik das Naturprodukt Rübenzucker hergestellt werden muss und die ungenießbare Rübe roh genossen, sich auf keinen Fall zum Süßen von Tee eignen würde …

Diosgenin aus der wilden Yamswurzel ist ein außerordentlich bitterer Saft, jedoch ohne eine hormonelle Wirkung zu besitzen.

Aber, macht es unser Körper denn nicht ähnlich? Er synthetisiert in seinem »Labor«, den hormonbildenden Drüsen, doch auch die Substanzen mit dem körpereigenen Cholesterin als Grundstoff, bis ein chemisches Molekül mit einer chemischen Formel entsteht, das dann Progesteron, Östradiol oder Testosteron oder Vitamin D3 heißt.

Die zusätzliche Bezeichnung »semi-synthetisch« würde zu einer Verunsicherung der Frauen beitragen, weil sie glauben könnten, dass ihnen nun doch wieder Synthetisches mit den bekannten negativen Folgen verordnet würde.

Belassen wir es also aus psychologischen Gründen bei den etwas verkürzten aber wahren Bezeichnungen wie: bioidentisch, körperidentisch, humanidentisch oder einfach nur »natürlich«.

Sie können erkennen, wie leicht es nun möglich ist, pflanzliche Hormone, vor deren Anwendung ich Ihnen ja in einem gesonderten Kapitel dringend abgeraten habe, mit natürlichen Hormonen zu verwechseln, die aus einer Pflanze gewonnen werden. Und so ist es dann auch kein Wunder, dass ein Arzt, der mit der Materie nicht so gut vertraut ist, Ihnen dann sagt, dass er von dem »ganzen pflanzlichen Kram« gar nichts hält ... Genaues Wissen würde ihm diese Peinlichkeit ersparen können!

Nun sollten wirklich alle Unklarheiten und Ungenauigkeiten beseitigt sein!

4.2 Einige Worte zum Krebsrisiko unter einer Hormonbehandlung

Wenn von einer Hormonbehandlung die Rede ist, dann fällt bei den meisten Frauen sogleich eine Klappe, besonders, wenn der Name »Östrogen« erscheint: hier gibt es fest zementierte Meinungen, dass »Östrogene« schlechterdings automatisch eine Gefahr für Brustkrebs oder andere Krebsarten heraufbeschwören.

Wie kann denn eine Frau so unvernünftig sein und sich dann auch noch solche schädlichen Substanzen verordnen zu lassen, die doch nach den letzten wissenschaftlichen Studien so gut wie wirkungslos, aber schlimmer noch, sogar krebserregend sein sollen?

Unsere Wissenschaftler haben es geschafft, den »Ruf« der Hormone, die sie selber noch vor Jahren nur in den allerhöchsten Tönen gelobt haben, völlig zu ruinieren. Da sie, aus welchen Gründen auch immer, ihre »Chemikalien mit hormonähnlicher Wirkung« mit den gleichen Namen wie die im Körper vorhandenen Hormone bedacht haben, wurden durch die vernichtenden Ergebnisse der großen und berühmt gewordenen amerikanischen Studie »Women´s Health Initiative«« die körpereigenen Hormone gleich automatisch »in einem Rutsch« mit verteufelt.

Wir fragen uns natürlich auch, warum es erst einer amerikanischen Studie bedurfte, die negativen Wirkungen zu beweisen. Ist denn keinem der deutschen Mediziner aufgefallen, dass ihre Patienten von den angewendeten Präparaten keine Vorteile hatten, sondern im Gegenteil auch noch bedeutsame Nebenwirkungen in Kauf nehmen mussten.

Ein einziger Blick ins Mikroskop einer so »behandelten« Frau hätte die Wirkungslosigkeit im zytologischen Bild in Sekundenschnelle entlarven können.

Hat das kein einziger deutscher Zytologe gemerkt?? Der abgöttische Glaube an die Unfehlbarkeit amerikanischer Studien hat unsere Forscher offenbar total gelähmt und so warten sie untätig immer nur, welche Erkenntnisse aus Amerika über den Teich zu uns gesendet werden.

Haben unsere Ärzte hier vielleicht die Augen vor dem zugemacht, was »vor dem Auge liegt«?

Die wissenschaftliche Ungenauigkeit, bei der Vergabe gleicher Namen für verschiedene Stoffe, richtet leider ein großes Chaos in den Meinungen und Beurteilungen bei Laien und Ärzten an.

Wir wissen alle nur aus unserer Erfahrung, dass Brust- oder Prostatakrebs erstens leider sehr häufig auftritt und zweitens interessanter Weise erst richtig eskaliert, wenn so gut wie keine Hormone im Körper mehr vorhanden sind.

Und es bedeutet auch, dass eben leider sehr viele Frauen und Männern erkranken, ohne einen für sie erklärbaren Grund dafür zu finden. Und da sie fast täglich neue »Angebote« als Krebsursachen von unseren Wissenschaftlern geliefert bekommen, hat es den Anschein, dass auch unsere Forscher keine wirkliche Ursache kennen und im Nebel nach der Stecknadel im Heuhaufen suchen.

Selbst in einer Gruppe von Frauen, die abends eine Tomate essen, wird die Zahl der Krebsfälle mit zunehmendem Alter steigen. Das macht die Ursachenforschung natürlich auch schwierig und ermöglicht, jedwelche Anschuldigung glaubhaft zu untermauern.

Ein Brustkrebs scheint wohl mehr oder weniger das Schicksal für viele alternde Frauen zu sein. Bei Männern ist es ähnlich mit der Häufigkeit des Prostatakrebses gelagert.

Wir merken uns an dieser Stelle, dass in einer immer älter werdenden Gruppe von beobachteten Menschen auch immer ein Anstieg des Krebsrisikos zu beobachten sein wird, egal was sie taten, aßen oder sonst gemacht haben. Der rechtzeitige Ausgleich eines Hormondefizits im Alter mit genau den Hormonen, die allen Frauen in der Jugend das deutlich geringere Krebsrisiko beschert hat, müsste dann zwangsläufig dieses Risiko wieder verringern, statt es noch zu erhöhen! Und da haben wir dann wieder den »feinen Unterschied« zwischen »solchen und solchen« Hormonen!

Nur die körperidentischen können dieses Wunder vollbringen.

Man schätzt, dass mit dem rechtzeitigen Ersatz des Hormonmangels mit bioidentischen Hormonen, und nicht mit »Ersatzhormonen«, das Krebsrisiko um den Faktor 40 bis 50 wieder reduziert werden kann. Das geschieht durch das Zusammenwirken von Östradiol, Progesteron und Vitamin D3, wie wir es ja schon kennengelernt haben.

Es ist schade und ein wenig enttäuschend, dass das Krebsrisiko damit nicht auf null gebracht werden kann. Wenn aber selbst 20-jährige Frauen – zwar sehr selten – auch einen Brustkrebs bekommen können (Risiko 1: 20 000), obwohl sie noch voll im »Saft« ihrer Eierstockfunktion stehen, dann kann natürlich auch eine noch so gute Hormongabe das Risiko niemals ganz aufheben.

Wir müssen uns also damit abfinden, dass es also auch unter einer Methode RIMKUS®, zwar weniger, aber doch leider immerhin, auch Frauen oder Männer geben wird, bei denen ein Krebs in der Brust oder in der Prostata diagnostiziert wird. Das waren in meiner eigenen Klientel in 20 Jahren zwar nur 15 Frauen, ich hätte mir aber gewünscht, dass es keine einzige gewesen wäre!

Die gute Nachricht ist aber die, dass Krebse, die unter einer korrekten Behandlung mit bioidentischen Hormonen dann eben leider doch nicht zu verhindern waren, immer eine bessere Prognose, was die Operabilität und das Überleben betrifft, aufwiesen. Und gottlob habe ich das bei »meinen« Frauen auch immer so erleben können.

Wir können also auch mit der Methode RIMKUS® nicht verhindern, dass es hin und wieder doch auch zu einem Brustkrebswachstum kommt. Deshalb rate ich auch immer dazu, die regelmäßigen Vorsorgeuntersuchungen gewissenhaft wahr zu nehmen.

Denn Krebs ist oft sogar noch heilbar, wenn eine Frau rechtzeitig zur Behandlung kommt! Aber bleiben wir doch einmal »auf dem Teppich«:

Wir reden hier immer über ein Krebsrisiko und vergessen, dass ein Risiko an einem Herzinfarkt oder an einem anderen Gefäßleiden zu sterben, ungleich höher ist. Jede 2. Frau hat das Risiko, an einer sog. »cardio-vasculären« Komplikation zu sterben Dieses Risiko ist also weit höher, als das Krebsrisiko! Und auf diesem Sektor bietet die Behandlung mit bioidentischen Hormonen einen nahezu perfekten Schutz!

Was wir aber alle auf keinen Fall akzeptieren wollen ist eine Beobachtung, dass das sowieso schon erhöhte Krebsrisiko im Alter noch einmal um den geschätzten Faktor 50 erhöht (!) wird und das Herzinfarktrisiko ebenfalls dramatisch ansteigt, wenn Kunstprodukte statt der bioidentischen Hormone eingenommen werden!

Und diesen gravierenden Unterschied wollen wenigsten wir uns jetzt für alle Zeiten einprägen!

Nun können wir aber auch verstehen, warum offiziell gesagt wird, am besten sollte eine Frau gar keine »Hormone« einnehmen, wenn damit dann wirklich auch ausschließlich nur die Synthetika gemeint sind!

4.3 Das Märchen von der besseren Wirksamkeit bei transdermaler Hormonzufuhr

Wie konnte solch ein Märchen entstehen?

Nun, in den letzten Jahren haben unsere Forscher wohl versucht, von ihren schlechten Statistiken herunter zu kommen und auf ganz elegante Weise eine Alternative zur Behandlung mit den unseligen »Hormontabletten« anzubieten.

Denn viele Frauen haben geschworen, niemals wieder eine Hormontablette zu schlucken. Und das wurde von den Forschern ganz wörtlich genommen! Eine neue Hoffnung, den schwächelnden Umsatz zu retten ...

Man entwickelte nun Hormonzubereitungen, die nicht mehr geschluckt werden mussten, sondern auf die Haut geklebt oder gecremt werden konnten. Sinnigerweise verwendete man jetzt plötzlich naturidentische Hormone, denn die Haut weigerte sich, die Plagiate aufzunehmen.

Das geschah »leise« und ohne viel Aufheben zu machen.

Es wurde bei dieser Form der Hormonzufuhr aber ausgeblendet, dass unsere Haut eigentlich kein Organ ist, um von außen kommende Substanzen unverzüglichen in das Körperinne zu transportieren, sondern dass die Haut geradezu eine Schutzbarriere darstellt, Substanzen in unseren Körper nicht eindringen zu lassen. Die Haut als

Ort für eine gute Resorption von Hormonen ist sicher von Anfang an schlecht gewählt!

Nun wurden schnell Vergleichsstudien von diesen transdermalen Zubereitungen mit natürlichen Hormonen zu den herkömmlichen »Hormontabletten« erstellt.

Und siehe da, plötzlich kam heraus, dass – man merke auf! – die transdermale Anwendung von Hormonen keine erhöhte Krebs- oder Herzinfarktgefahr hinauf beschwört. Das Risiko für diese Erkrankungen war sogar etwas niedriger.

Selbstverständlich gaben die Forscher für dieses schöne Ergebnis auch eine einfache Erklärung: Es läge in erster Linie daran, dass nun bei Anwendung über die Haut der sog. primäre Leberkreislauf angeblich elegant umgangen wird. Und auf diese Weise käme ein großer Vorteil gegenüber den »Hormontabletten« zustande, weil erstens nämlich so die Leber nicht primär durch die »Hormone« geschädigt werden kann. Zweitens seien die nun über die Haut in das Blut gelangten Hormone ganz anders aufgebaut und somit nur noch gut ...

In Wahrheit vergleicht man aber ein Synthetikum mit natürlichen Hormonen! Eigentlich ziemlich dreist, dass uns unsere Wissenschaftler uns für so dumm verkaufen!

Fundierte Kenntnisse über den Weg der Hormone von der Aufnahme bis zu zum Ende ihrer Reise am Wirkort (Rezeptoren), sollte man eigentlich bei unseren Experten und Fachärzten voraussetzen können. Doch so gut wie niemand weiß, dass die fettlöslichen Hormone immer zunächst an der Leber vorbei über unser Lymphsystem in das Blut gelangen und erst auf dem Rückweg die Leber passieren, die übrigens auf diese Durchströmung zu ihrer eigenen Gesundheit angewiesen ist!

Es ist schon erstaunlich, dass in einem sehr beliebten Buch für Laien: Guilia Enders, »Darm mit Charme« ohne großes Aufheben zu machen, klar und verständlich dargestellt wird, dass alle in Fett gelösten Substanzen, also auch die natürlichen Hormone, immer einen Sonderweg vorbei am primären Leberkreislauf einschlagen.

Sollten vielleicht unsere Experten einmal ein solches Buch lesen, um ihnen die peinlichen Anmerkungen zum Resorptionsweg der natürlichen Hormone zu ersparen.

Wenn sie wollten, könnten sie sich aber auch im »großen Arzneibuch« der Apotheker informieren, wo dieser Weg exakt beschrieben wird!

Die guten Erfolge lagen keineswegs an der Art der Hormonzufuhr, sondern allein an der Tatsache, dass nun endlich einmal die richtigen Hormone verwendet wurden. Und deshalb sahen die Moleküle im Blut auch so »lieb« aus.

Und schon ging ein Trommelfeuer an Informationen an die Ärzteschaft hinaus. Diese übernahmen sofort unreflektiert die neue Botschaft und verunsicherten mit ihren neuen Kenntnissen die Frauen, die ihre Hormone als Kapseln, bestückt mit bioidentischen Hormonen, einnehmen wollten.

Ich erhalte viele solche besorgten Briefe!

Kapseln mit natürlichen Hormonen sind aber in den Regalen der Apotheke nicht zu finden!

Schnell wurde verkündet, dass nur über die Haut zugeführte Hormone keinen Brustkrebs fördern würden. Und sogleich wollte dann natürlich auch keine Frau unnötig, nur wegen einer falschen Einnahmetechnik, bei sich einen Brustkrebs provozieren.

Das Geschäft mit den transdermal anzuwendenden Präparaten boomte erwartungsgemäß.

Niemand denkt wohl einmal kritisch darüber nach, ob die noch wenig beeinträchtigte Gesundheit in der Jugend allein darauf zurück zu führen sei, dass alle Menschen in diesem Lebensabschnitt etwa ihre Hormone aus einem kleinen Schlauch, der aus dem Bauch hinausschaut, auf die Haut getröpfelt haben?

Das Märchen, dass Hormone über die Haut optimal zugeführt werden können, wird aber von den meisten Ärzten und Patienten so geglaubt.

Wie macht es denn unser Körper, um primär die Leber zu umgehen, die auch natürlich niemals von den selber hergestellten Hormonen geschädigt werden würde.

Ihre Aufgabe ist ja, die im Serum vorhandenen Hormone für die Ausscheidung »klein zu hacken«.

Denn was da noch an wirksamen Hormonen die Leber jetzt sekundär erreicht, wird vom Körper nicht mehr gebraucht und zur Ausscheidung frei gegeben. Und so hilft die Leber dabei mit, die Hormonspiegel zu regulieren.

Und das ist aber auch der Grund, warum der Körper seine Eigenproduktion auch zunächst an der Leber vorbei mogeln muss, damit sich die dafür vorgesehenen Gewebe an der Produktion auch bedienen können. Der Körper umgeht also klugerweise auch seinen eigenen primären Leberkreislauf.

Wie macht er das?

Nun, die Hormondrüsen bedienen sich da eines kleinen Tricks! Sie geben ihre Produkte nicht ins Blut, sondern in die Lymphbahn ab. Die Lymphgefäße münden allesamt über ein großes, zentrales Gefäß in den sog. »ductus thoracicus«, der in die rechte Herzkammer mündet. Von dort aus geht es zur linken Herzkammer weiter und hinein in den arteriellen Kreislauf. Und so beginnt die Reise der Hormone durch den Körper, ohne dass die Leber bislang von den Hormonen etwas zu sehen bekam. Was in der Peripherie nicht verbraucht wurde, passiert auf dem Rückweg über die Venen die Leber und wird eliminiert. So hat es die Natur vorgesehen!

Bei der von mir empfohlenen Behandlung macht man sich die Tatsache zu Nutze, dass die von uns bislang besprochenen Hormone allesamt fettlöslich und nicht wasserlöslich sind.

Das ist dann der Grund, warum in den »RIMKUS®-Kapseln« bereits Olivenöl vorhanden ist, wo sich die Hormone schon einmal auflösen können, um besser resorbiert werden zu können.
Fett wird bereits im Magen resorbiert. Von dort aus gelangt es in die Lymphbahn, die dann wegen einer milchigen Färbung durch den Fettanteil mit »Chylus« bezeichnet wird.

Der bereits in Fett gelöste Hormonanteil aus der »RIMKUS®-Kapsel« wird mit dem Fett aus der Nahrung gleich mitgenommen. Und so gehen die Hormone dann mit auf die Reise durch den Körper, fern der Leber. Das ist dann genau derselbe Weg, den die vom Körper hergestellten Hormone auch einstmals gegangen sind.

Dieser Weg ist dann genau mit dem identisch, den die selbsterzeugten Hormone in der Jugend auch genommen haben. Und die dann im Blut angelangten Moleküle sind genau so »lieb« Dieser Weg ist dann genau mit dem identisch, den die selbsterzeugten Hormone in der Jugend auch genommen haben. Und die dann im Blut angelangten Moleküle sind genauso »lieb« wie die, welche über die Haut dorthin gelangt sind. Nur, dass der Weg über die Haut niemals in der Natur so vorkam!

Ich hatte immer den Ehrgeiz, das Behandlungskonzept so eng wie irgend möglich an die physiologischen Verhältnisse anzugleichen, die ansonsten im Körper herrschen. Und das ist nun einmal die Aufnahme über die Lymphe.

Natürlich kann man auch sagen, dass es im Prinzip völlig egal ist, auf welchem Weg ein bioidentisches Hormon in die Blutbahn gelangt. Egal aber nur, wenn die damit erzielten Hormonspiegel auch die Idealbereiche erreichen und eine Einnahme so konzipiert ist, dass man diese auch einer Frau zumuten kann, die Anwendung vielleicht über 50 Jahre regelmäßig auch durch zu führen. Beim Pflasterkleben oder Eincremen habe ich da so meine (begründeten) Zweifel!

Es ist nämlich sehr schwer, ja oft so gut wie unmöglich, über die Haut die von mir erforschten Idealbereiche im Blut zu erreichen. Viele Frauen sind dann nur »anbehandelt« und sind später enttäuscht, dass sie nicht die ganze Palette der Möglichkeiten einer guten Hormonbehandlung haben ausnutzen können. Denn in der Regel werden auch unter einer transdermalen Behandlung leider in den Praxen keine Hormonspiegel gemessen.

Leider werden also Frauen und Ärzte durch ein Fortlassen der ganzen Wahrheit dazu ermuntert, eine doch recht aufwändige und lästige Form zu empfehlen, um die Hormone in den Körper zu bekommen.

Vergessen Sie einfach Ihren Schwur, dass Sie niemals im Leben mehr Hormone »essen« wollten und alles ist im Lot!

Ich meine daher, dass eine Frau ruhig die Hormone oral zuführen sollte. Sie müssen aber immer mit einem Fettanteil eingenommen werden. Mit der oralen Einnahme lässt sich ein Hormonspiegel im Blut viel leichter und besser einstellen. Eine solche Anwendung ist weit weniger belästigend und aufwändig, als sich über mehr als 20 Jahre vielleicht ein Pflaster auf den Po zu kleben oder morgens und abends jeweils bis zu 15 Minuten still zu warten, bis die Salbe oder Creme komplett in die Haut eingezogen ist.

Und stellen Sie sich einmal ein solches Vorgehen auf einer Urlaubsreise vor ...

4.4 Erfahrungsberichte von Frauen unter der Methode RIMKUS

Seit fast 5 Jahren bin ich nicht mehr als Arzt in unserer Praxis tätig und genieße meinen Ruhestand. Doch der Kontakt zu erstaunlich vielen Ärztinnen und Ärzten, die ihre Patienten nach meiner Methode behandeln, ist noch sehr intensiv – und nicht nur der. Fast täglich erreichen mich bewegende Briefe, in denen Frauen das Bedürfnis haben, mir ihre erlebten »Wunder« unter einer Behandlung mit bioidentischen Hormonen nach meiner Methode mit zu teilen. Darüber freue ich mich immer sehr, zeigt es mir doch, dass meine Methode weiterlebt und auch in der Hand anderer Ärzte genauso erfolgreich ist, wie ich es in mehr als 20 Jahren mit meinen Patientinnen erleben durfte. Beispielhaft für die umfangreiche Post, die mich also erreicht, möchte ich Ihnen jetzt zwei Erfahrungsberichte zitieren, die besonders schön und auch sehr eindrucksvoll die Veränderungen beschreiben, welche diese beiden Frauen am eigenen Leib erlebt haben.

Lassen Sie sich ruhig von den Schilderungen motivieren, auch Ihre Hormondefizite in den Wechseljahren gleichermaßen behandeln zu lassen!

1. Erfahrungsbericht einer Patientin, die erstmals die Vorteile dieser Behandlung erlebt, nachdem sie von »gängigen Methoden« tief enttäuscht war. Ungewöhnlich ist die unglaublich schnell eingetretene Wirkung. Oft braucht der Körper so etwa zwei bis drei Monate, bis eine Frau deutliche Verbesserungen verspürt:

Ich kann nur sagen: danke, danke, danke ... für die »Happy Pills«. Am Dienstag sind sie hier eingetroffen und am Mittwoch habe ich angefangen, sie zu nehmen. Und ... das Leben kehrt zurück!!! Es ist kaum zu glauben, aber wahr:

Vorher war ich viel zu oft traurig, viel zu oft aggressiv, habe viel zu wenig gelacht, nicht mehr gesungen. Mein Körper fühlte sich von Monat zu Monat älter an. Er signalisierte keine Freude mehr und die Seele war traurig.

Wenn ich gestreichelt wurde, hatte ich kein Gefühl, es war egal!!

Ich konnte die Sonne sehen, aber nicht mehr fühlen!

Ich konnte die Vögel hören, aber nicht mehr verstehen!

Wenn mein Partner sagte, er freue sich über jeden Tag des Lebens sagte ich, ja ich auch, aber es entsprach nicht der Wahrheit. Ich fühlte mich wie über 100 und spürte das Leben kaum noch.

Dann kamen die Pillen. Schon nach zwei Tagen passierte folgendes:

Irgendwann nachts wachte ich auf und ich spürte, dass das Leben in meine Haut zurückkehrte. Für eine ganze Weile kribbelte meine Haut angenehm von den Füßen bis zum Kopf. Es war, als badete ich in Champagner und es fühlte sich so schön an, ich konnte es kaum glauben und erst auch nicht einordnen.

Tags darauf bemerkte ich dann irgendwann, dass meine Hände und Füße ständig warm waren, ebenso mein Körper. Ein wohliges Gefühl, wie ich es lange, lange nicht mehr wahrgenommen hatte.

Heute bereits fühle und spüre ich meine Haut auch wieder, wenn ich gestreichelt werde. Ich empfinde meinen Körper wieder und meine Seele hat den Schleier gelüftet.

Dank, Dank, Dank an meine Ärztin für diese Behandlung! Es ist schön, das Leben wieder zu spüren und zu begreifen.

2. Und hier nun der zweite Bericht. Bei dieser Patientin musste bei einer Kontrolle der Hormonwerte die Hormondosis in ihren Kapseln angehoben werden, weil sie die Idealbereiche noch nicht ganz erreicht hatte:

Ich kann nur sagen, dass ich mich mit den neuen höheren Werten prächtig fühle!! Meine Knochen und Gelenkbeschwerden sind noch besser geworden, vor allem mein Knie, das mich doch schon sehr quälte. Geistig und auch körperlich bin ich erstaunlich fit und schlafe noch besser und »Schön-Traum-Verloren«. Auch, dass ich ein privates Tieftal, das mir das Leben im letzten Jahr bescherte, vor allem psychisch so gut überstanden habe, verdanke ich meinen »Rimkus-Bonbons«.

Die folgende Rückmeldung möchte Ich Ihnen nicht vorenthalten, ist diese doch recht ungewöhnlich in Gedichtform verfasst:

Das Rimkus-Gedicht

verfasst von Martina Windhorst

Hitzewallungen ade!;
auch die Gelenke tun nicht mehr so weh.
Trockenes Aug und Zipperlein,
werden Schnee von gestern sein.
Aus uns wird keine Hormonmangel-Matrone,
dank der bioidentischen Hormone!
Nein, wir bleiben rank und schlank,
und das ein ganzes Leben lang!
Der Mondschein spiegelt sich sogar
im wieder fülligeren Haar!
Wir fühlen uns wie neu geboren,
dank der stimulierten Hormonrezeptoren.
Progesteron und Estradiol,
ach, die tun uns ja so wohl!
Wenn die Kopfhaare wieder sprießen
und die Säfte wieder fließen
kommen wir zu folgendem Schluss:
das liegt an den Kapseln des Dr. Rimkus.
Ein Ende hat das Wechseljahresgrauen,
zum Wohle der Männer und der Frauen!

Ist es nicht wunderschön, durch diese Rückmeldungen zu erfahren, welche Erfolge diese Frauen unter der Behandlung bei sich beobachten konnten?

5. Kritische Anmerkung zur Messung der Hormonspiegel im Blutserum oder im Speichel

In der letzten Zeit wird stark darum geworben, eine Hormonbestimmung aus dem Speichel zu machen. Das wäre auf den ersten Blick ja auch ein enormer Fortschritt gegenüber einer Venenpunktion!

Stellen Sie sich vor, Sie müssten dann keinen Nadelstich mehr über sich ergehen lassen und so manch blauer Fleck nach solch einer Punktion wäre Geschichte. Ja, man kann eine solche Probenabnahme dann sogar allein zu Hause machen und braucht das »Spuckeröhrchen« nur noch in das Hormonlabor zu senden.

Besonders ängstliche Menschen wären froh, wenn man ihnen die Qualen einer Venenpunktion ersparen könnte.

Ich selber denke jetzt auch an den Zeitaufwand, den ich manchmal auch als durchaus nicht ungeschickter Arzt benötigt habe, um bei einer Patientin überhaupt eine Vene zu finden, um dort die Nadel anzusetzen.

Was spräche also dagegen, nicht sogleich mit »fliegenden Fahnen« die alte Methode zu verlassen und nur noch in ein Röhrchen zu spucken? Ich selber wäre als »Überläufer« gern dabei!

Leider ist die Methode aber doch nicht so ideal, wie es auf den ersten Blick erscheint und wie sie uns von manchen Laboratorien schmackhaft gemacht wird.

Dazu müssen wir uns aber jetzt leider einige komplizierte Zusammenhänge erarbeiten. Aber keine Angst, ich lasse Sie nicht allein, sondern werde mich bemühen, im nächsten Kapitel die Materie so aufzubereiten, dass Sie am Ende in der Lage sind, sich ein eigenes Urteil zu bilden!

5.1 Der Körper teilt seine Hormone in einen gebundenen und einen freien Anteil auf

Um sich ein eigenes Urteil darüber zu machen, ob eine Hormonmessung im Speichel oder im Blut die bessere Methode ist, sollten wir uns also nun an dieser Stelle ein paar grundsätzliche Gesichtspunkte über die im Körper kreisenden Hormone vor Augen führen.

Wie ich schon erwähnt habe, ist unsere Leber auch fest in den Kreislauf der Hormonregulation eingebunden. Sie sorgt dafür, dass zu viel gebildete oder nicht mehr benötigte Hormone so verändert werden, dass sie über die Nieren im Urin als »Hormonmüll« ausgeschieden werden können. Auf diese Tätigkeit ist die Leber eingerichtet und nimmt daran auch keinen Schaden. Ich erinnere hier nur daran, dass die Leber sehr wohl Schaden nimmt, wenn körperfremde Substanzen, wie Gifte oder die fälschlicherweise »Hormon« benannte Synthetika von ihr abgebaut werden sollen.

Die Leber reagiert auf die Hormonproduktion in unserem Körper mit der Ausschüttung eines Eiweiß-Stoffes, dem »Sexual-Hormon-bindenden-Globulin«, kurz SHBG genannt.

Dieses Globulin bindet sogleich 80 bis 90 Prozent des neu gebildeten Hormons, so dass nur ein kleiner Rest als sog. »freies Hormon« im Blutserum verbleibt.

Verfechter der Speichelmessung von Hormonen erzählen uns nun, dass einzig und allein diese kleine Restmenge der Produktion für die biologische Wirkung im Körper verantwortlich ist. Und da der viel größere, an SHBG gebundene Anteil nach Meinung dieser Experten für unseren Körper wirkungslos bleibt, ist es dann auch logisch und richtig, nur diesen verschwindend kleinen freien Anteil zu messen.

Und somit begründet sich auch die sich daraus zwangsläufig ergebene Wichtigkeit einer Hormonmessung im Speichel, die diesen freien Anteil und nur diesen erfasst.

Und da eine Hormonmessung im Blutserum aber immer auch den an das Transporteiweiß gebundenen Anteil mit erfasst, weiß nun jeder, was zu tun oder zu lassen ist, wenn es um die Messung von Hormonspiegeln geht.

Das klingt logisch und richtig, darf aber doch ernsthaft angezweifelt werden.

5.2 Welche Bedeutung hat der gebundene und der freie Hormonanteil

Können Sie sich, allein mit Ihrem gesunden Menschenverstand, vorstellen, dass unser Körper viel Mühe drauf verwendet, Hormone wie Östradiol, Progesteron oder auch Testosteron herzustellen, um den größten Anteil davon sofort wieder durch die Leber zu entwerten? Dann wäre es doch viel klüger, gleich viel weniger zu produzieren! Der Körper würde der Leber damit ersparen, das Transporteiweiß SHBG herzustellen und in einem sicher auch nicht einfachen Prozess mit dem Hormon zu verkoppeln.

Die Evolution hätte tausende, ja Millionen von Jahren Zeit gehabt, diesen »Schildbürgerstreich« zu korrigieren. Da das aber nicht geschehen ist, können wir hinter der These vom freien und gebundenen Hormonanteil die Aktivität bestimmter Interessengruppen vermuten ...?

Es fällt uns nämlich schwer, uns diesen Bewertungen anzuschließen!

Wir bekommen Schützenhilfe, von experimentierenden Forschern! Denn man kann diese Verhältnisse auch ganz anders deuten!

Wir haben ja inzwischen schon gelernt, dass in unserem Körper an besonderen, hormonsensiblen Organen, wie Genitale und Brustdrüsen, der Einstrom von Hormonen über Rezeptoren geregelt wird. Und dieses Wissen benötigen wir jetzt zum Verständnis des nächsten Kapitels.

5.3 Welche Bedeutung hat der Anteil der freien und gebundenen Hormone an der Verhinderung oder Förderung von Krebs

Forscher konnten nun eindeutig an SHBG gebundene Hormone innerhalb von Zellen dieser hormonsensiblen Organe nachweisen! Ein Beweis dafür, dass gebundene Hormone doch offenbar nicht nur für den hormonellen Mülleimer hergestellt wurden!

Man fand diese an SHBG gebundenen Hormone wie einen Schutzschild um den Zellkern versammelt. Und da dieselben Forscher bei Krebszellen keinen solchen Schutzmantel mehr nachweisen konnten, lässt das darauf schließen, dass dieser Hormonanteil sicher einen wichtigen Schutz für die Zelle darstellt, nämlich den Zellkern vor Entartung zu schützen.

An der Wand von Zellen hormonsensibler Organe findet man spezielle Andockstellen, über die der Komplex Hormon und SHBG ins Zellinnere gelangen kann. In allen anderen Zellen unseres Körpers wird aber auch zum Erhalt ihrer Vitalität immer eine kleine Menge an Östradiol gebraucht. Und hier ist es dann der freie Hormonanteil, der diesen Einstrom mit einer nur schwachen Hormonwirkung ohne die Andockstellen gewährleistet.

Offensichtlich benötigt unser Körper an vielen Stellen einen »winzigen Schluck« von den produzierten Sexualhormonen.

Und von dieser winzigen Menge am freien Hormonanteil, bedient sich der ganze Körper.

Ein Teil der im Speichel gemessenen freien Hormonmenge ist auch der, welcher noch nicht von der Leber an das Transporteiweiß (SHBG) gekoppelt ist.

Ich fasse zusammen:

Der wichtigste Hormonanteil für die Wirksamkeit in den Zellen hormonsensibler Organe (Brust, Genitale) ist der an das Transporteiweiß gebundene Anteil.

Der viel kleinere freie Anteil der Hormonproduktion ist entweder noch auf dem Weg zur Leber, um an SHBG gekoppelt zu werden oder dient den übrigen Körperzellen durch die Möglichkeit des freien Einstromas in diese Zellen, zur Versorgung mit einer kleinen Menge an Östradiol.

Welche Bedeutung haben diese Erkenntnisse für unser Verständnis über die Entstehung der Alterskrebse – und besonders in den hormonsensiblen Organen?

Folgendes ist denkbar:

Mit Beginn der Wechseljahre sinken die Hormonspiegel, wie ich es in den ersten Kapiteln erklärt habe.

Damit sinkt der Reiz für die Leber, das »Transporteiweiß« SHBG zu produzieren. In den immer niedriger werdenden Hormonspiegeln der alternden Frau sinkt der Anteil des gebundenen »Schutzhormons« für die hormonsensiblen Gewebe (Brust, Unterleib), der Anteil des freien Hormons, welches – wie beschrieben – ohne Kontrolle über eine Andockstelle in der Zellwand– in das Innere der Zelle vordringen kann, strömt nun auch vermehrt zu den nun schutzlos daliegenden Zellkernen und stimuliert dort eine unkontrollierte Hormonwirkung. Der Schutz des gebundenen Hormons fehlt! Das könnte dann vielleicht eine Ursache dafür sein, dass die Zelle krebsig entartet.

Um wie viel wichtiger ist es daher, bei der Behandlung der Wechseljahre rechtzeitig (!) und in genügender Höhe die fehlende Hormonproduktion in genau den Bereichen zu ersetzen, wie sie uns die Natur in der mittleren Erwachsenenphase vorgegeben hat. Und zwar einzig und allein mit den Hormonoriginalen!

Nichts von der körpereigenen Hormonproduktion wird also, wie behauptet, als unwirksam wieder ausgeschieden. Kein seriöser Arzt sollte daher einen Speicheltest im Rahmen einer Hormonbehandlung veranlassen. Allein mit dem geringen freien Anteil ist keine Beurteilung eines Hormonmangels möglich!

Die Kenntnis der Gesamtmenge an vorhandenem Hormon (im Blutserum) ist

für die Diagnose und Behandlung eines Hormonmangels der bislang beste Weg! Ich habe mehr als 20 Jahre lang hervorragend mit dieser Messmethode arbeiten können!

6. Eine Frau lebt aber nicht nur von ihren Hormonen allein

Während meiner langjährigen Tätigkeit als Frauenarzt habe ich die Erfahrung gemacht, dass sehr viele Frauen unter meiner Hormonbehandlung sich das Leben doch manchmal etwas zu leicht gemacht haben.

Wenn z. B. dann eine Frau, die schon als »Matrone« mit starkem Übergewicht zur Behandlung kam, endlich gut eingestellt und von ihren quälenden Beschwerden befreit war, so war sie denn aber doch enttäuscht, dass sie nicht innerhalb weniger Tage auch noch zu einer schlanken Gazelle zusammengeschnurrt war. Hatte ich doch versprochen, dass eine sehr wichtige Wirkung des Progesterons die Ankurbelung der Fettverbrennung ist?

Einer anderen Frau dauerte es viel zu lange, bis aus den ausgedünnten, strohtrockenen Haaren wieder eine Haarpracht wurde, in der sich der Mondschein spiegelt. Wieder andere, die schon infolge einer länger bestehenden Osteoporose etwas krumm und auch kleiner geworden waren, wollten schon nach kurzer Zeit wieder aufrecht gehen können und das natürlich auch in ihrer alten Körpergröße!

Was ist denn aber bei diesen armen Enttäuschten schiefgelaufen? Haben die Hormone doch nicht so geholfen, wie es versprochen war?

Nun, um diese Fragen beantworten zu können, müssen wir in Gedanken auf ein sehr frühes Kapitel dieses Buches zurückgehen. Dort, wo ich Ihnen an Hand eines Beispiels von Topfblumen auf der Fensterbank beschrieben habe, was mit Ihren Pflanzen passiert, wenn sie sehr lange ungegossen bleiben mussten.

Sie erinnern sich, ich beschrieb Ihnen die knochentrockene Erde aber auch die Beobachtung, dass doch schon recht viele Blätter braun und vertrocknet auf der Fensterbank lagen, statt an den Ästen der Pflanze zu gedeihen. Und ich machte Ihnen klar, dass auch bei liebevollster Pflege (Methode RIMKUS®!) diese abgefallenen Blätter nimmer mehr auf die Pflanze zurückspringen würden.

Es gilt dann also nur noch »zu retten, was zu retten ist.«

Und wenn dann doch sogar noch nach längerem und regelmäßigem Gießen viele neue, grüne Blätter hinzugekommen sind, ja sogar manchmal auch die Blüten, dann ist es ein Grund zu zusätzlicher Freude! Einen »Rechtsanspruch« auf eine komplette Regeneration hat niemand!

Nun ist es beim Menschen doch etwas komplizierter und aufwändiger als bei einer Topfpflanze, wenn man als Arzt den alten Zustand wieder erreichen möchte.

Denn während eine Pflanze völlig passiv darauf angewiesen ist, dass Sie schon das Richtige mit Ihr machen werden, kann eine Frau ja auch selber Vieles dazu beitragen, den Erfolg ihrer Behandlung zu verbessern oder gar zu mindern.

In der Jugend konnte sich ja auch keine Frau nur auf ihre Hormonspiegel verlassen und hoffen, dass sie auch bei einer ungesunden Lebensweise durch diese hinreichend geschützt ist!

Wie soll denn ein alternder Knochen, in dem die Knochenbildner durch die Hormone wieder angeregt worden sind, Kalk einbauen, wenn kein »Baumaterial« wie Calcium und Vitamin D noch zusätzlich bereitgestellt werden?

Wie soll denn Übergewicht abgebaut werden, wenn Progesteron gar nicht so viel Fett verbrennen kann, wie Sie es täglich im Übermaß vielleicht ständig weiterzuführen? Denn, läge alles immer nur an den Hormonen, gäbe es nicht auf den Straßen viel zu viele übergewichtige, junge Männer und Frauen anzutreffen. Und es gibt einen optisch gut erkennbaren Unterschied zwischen einer Matrone durch den Hormonmangel und einer stark übergewichtigen Frau, die »nur« einfach ständig zu viel gegessen hat!

So haben fettleibige Menschen zum Teil monströse Oberschenkel, während die füllige Matrone noch auffällig schlanke Beine hat.

Natürlich gehört auch ein Umstellen lieb gewonnener Ernährungsgewohnheiten immer dazu, wenn man eine Gewichtsreduktion erreichen möchte! – Sogar bei der Matrone!

Man kann also hier zusammenfassend ein geflügeltes Wort aus der Bibel zitieren (Mt 4,4): Der Mensch lebt nicht vom Brot allein, etwas ummünzen in: Eine Frau lebt nicht vom Hormon allein!

Was kann eine Frau noch zusätzlich zu ihrer Hormoneinnahme machen?

Ihnen diese Frage richtig zu beantworten und noch zu hoffen, dass die Hälfte meiner guten Tipps, die ich für Sie aus der Literatur zusammengetragen habe, auch noch in einem halben Jahr Bestand haben sollen, ist ein großes Risiko und muss wohl eine Illusion bleiben.

Jede Frau oder jeder Mann wird ja täglich durch Gesundheitssendungen, Zeitungsartikel, Apothekenblättchen, Gesundheitstage und wissenschaftliche Veröffentlichungen mit einer großen Fülle von Tipps, Geboten und Verboten fast schon überhäuft! Und so bin ich mir sicher, dass ich nicht auch noch allzu viel hinzutun sollte.

Sie werden ja auch erlebt haben, wie kurzfristig die ausgesprochenen Empfehlungen sind:

Kaum haben Sie sich eine Empfehlung verinnerlicht und schon gilt das Gegenteil vom Gesagten!

Sie haben es sich vielleicht abgewöhnt, jeden Morgen Ihr Frühstücksei zu genießen. Und das in dem festen Glauben, dass dann Ihr Cholesterinspiegel nicht belastet wird? Aber plötzlich wird Ihnen gesagt, dass sei alles ein Irrtum gewesen und Sie könnten Ihr Frühstücksei doch wieder ohne Angst vor dem »bösen« Cholesterin genießen ...

Nun, da gebe ich den Wissenschaftlern sogar Recht, wie ich es Ihnen ja schon geschildert habe. Der Cholesterinspiegel, den wir im Blut messen können, stammt von der Aktivität unserer Leber, während das Cholesterin, welches über die Nahrung zugeführt wird, im Wesentlichen verdaut wird. Insofern sollten wir auch die vielen Beteuerungen auf den Verpackungen unserer Lebensmittel kritisch sehen, wo man gern hier besonders betont, wie cholesterinarm diese oder jene Nahrung doch sei.

Sie trinken vielleicht schon seit längerer Zeit wegen Ihres labilen Herzens nur noch entkoffeinierten Schonkaffee und über Nacht lautet die Empfehlung der Ernährungswissenschaftler, doch lieber zum Schutz Ihres Herzens den »richtigen« Kaffee zu trinken, denn der Schonkaffee sei nur für Herzgesunde geeignet.

Sie haben mit großer Enttäuschung gelesen, dass Ihr abendliches Gläschen Rotwein doch alles andere als gesund sein soll. Schweren Herzens haben Sie Ihre Gewohnheit sofort geändert, lesen aber schon kurze Zeit später, dass Sie ruhig Rotwein genießen dürfen. Es sollte aber, der Gesundheit wegen, dann schon etwas mehr als ein Gläschen sein ...

Sie haben gelesen, dass unser Obst und das Gemüse inzwischen so ausgelaugt sind, dass Sie mit dem Verzehr Ihren Vitaminbedarf nicht mehr decken können.

Und gerade haben Sie sich eine größere Menge Vitamintabletten gekauft, da lesen Sie überrascht, dass unser Obst und Gemüse noch genau so wertvoll ist wie vor hundert Jahren und allen Vitamintabletten weit überlegen ist ...

Sie haben gelesen, dass Sie vor einer körperlichen Anstrengung am besten eine größere Portion Vitamin C zu sich nehmen sollten, um die bei der Anstrengung vermehrt gebildeten freien Radikale sofort abbinden zu können, bevor diese Schäden in Ihrem Körper anrichten können. Nach einiger Zeit stolpern Sie über eine Notiz unter der Überschrift: »Künstliche Vitamine verhindern positive Wirkung des Sports«. Die Wissenschaftler warnen nun, vor einer körperlichen Anstrengung irgendwelche Vitamine einzunehmen, weil Sie sonst Ihrem Körper die Möglichkeit nehmen, das eigene Immunsystem zu aktivieren. Er muss mit dem Schub der freien Radikale selber fertig werden. Sie dürfen Ihr Immunsystem auf keinen Fall zu sehr verwöhnen ...

Und konnten wir nicht Jahr für Jahr die Empfehlung lesen, möglichst viel Obst zu essen, um die Kalorienzufuhr möglichst klein zu halten und somit einer Fettleibigkeit vorzubeugen? Neuerdings wird aber leidenschaftlich vor zu viel Obst gewarnt, weil man nun gefunden hat, dass der im Obst vorhandene Fruchtzucker im Körper nicht abgebaut werden kann und in der Leber umgehend in Fett verwandelt wird. Obst und Gemüse sind also nun gefährliche Dickmacher geworden und erklären neuerdings die deutliche Zunahme Übergewichtiger im Straßenbild. Also, nur ganz wenig Obst essen?

Übrigens, die Butter dürfen Sie wieder fingerdick auf das Brot streichen, denn Fett spielt bei der Verfettung nur eine untergeordnete Rolle! Denn im Kreuzfeuer stehen jetzt die Kohlenhydrate! Wie lange wohl?

Ich könnte diese Aufzählung sicher noch weiter fortsetzen. Immer wird uns für jede neue oder alte Erkenntnis eine plausible wissenschaftliche Begründung gegeben. Deshalb sind wir auch bereit, einem solch gut gemeinten Rat ohne Zögern zu folgen – auch wenn es manchmal sogar schwerfällt. Denn wer will schon seine Gesundheit aufs Spiel setzen und die potenten Ratschläge von Experten einfach in den Wind schlagen?

Es ist nur schwer all diesen Empfehlungen zu folgen, wenn diese immer wieder durch neue Untersuchungen genau ins Gegenteil verkehrt werden. Da muss man dann schon ganz schön aufpassen, um nicht zu einem »Guten-Rat-Ignoranten« zu werden!

Sie werden sicher verstehen, dass ich meine folgenden Empfehlungen unter den geschilderten Gesichtspunkten daher auch nur sehr vorsichtig geben möchte, damit ich nicht schon kurz nach Erscheinen dieses Buches die Hände über dem Kopf zusammenschlagen muss, weil ich Ihnen etwas geraten habe, von dem nun genau das Gegenteil Gültigkeit hat.

Im Folgenden bin ich ja auch selber auf Forschungsergebnisse anderer angewiesen und verlasse damit den sicheren Boden eigener Forschungen, Erfahrungen und Erkenntnisse, wie ich es Ihnen bei der Darlegung der Methode RIMKUS® bieten konnte.

Ich werde also vorsichtig sein!

6.1. Ernährung

Zum Thema Ernährung möchte etwas Grundsätzliches vorausschicken:

Bei der Vorstellung der Wirkprofile der beiden Hormone Östradiol und Progesteron konnte ich Ihnen zeigen, dass die Sexualhormone auch für eine Ausbalancierung des Fettverbrauchs und somit des Körpergewichts wichtig sind.

Beim Versiegen der körpereigenen Produktion verwandeln sich Frauen oft in so genannte Hormonmangelmatronen, von denen ich bereits berichtet habe.

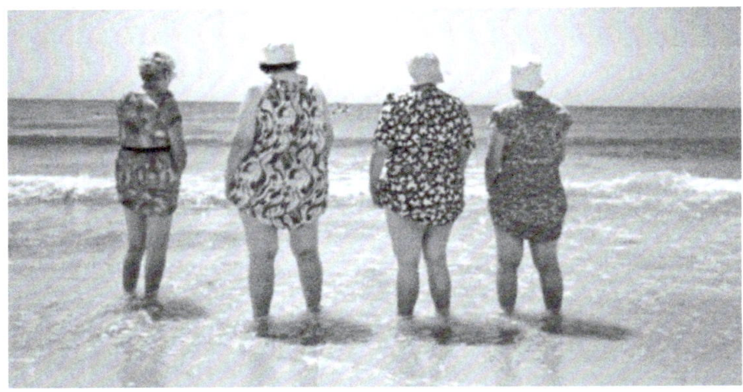

Vier »Matronen« am Strand

Sie brauchen sich nur einmal auf der Straße, bei Veranstaltungen oder auf Kreuzfahrtschiffen umzuschauen und werden mir bestätigen, wie viele dieser armen Matronen ihre schicken weiblichen Formen und den weiblichen Charme gegen eine körperliche Uniformierung der alternden Frauen eingebüßt haben. Und in der Tat, Matronen gleichen sich alle sehr!

Daneben finden wir im Straßenbild zunehmend Frauen, die ganz andere Proportionen haben. Sie sind einfach extrem übergewichtig. Das sind dann keine durch Hormonmangel bedingten Matronen, sondern in der Regel schlichtweg Frauen, die zu viel gegessen haben.

Im äußeren Erscheinungsbild dominieren dann ganz auffällig die adipösen Ober- und Unterschenkel im Gegensatz zu den relativ schlanken Beinen einer Matrone. Sie finden ja unter dieser Klientel auch genug Frauen, die noch sehr weit vom Lebensalter der Wechseljahre entfernt sind!

Trotzdem hält sich das Gerücht, dass Östrogene – oder noch mehr verallgemeinernd – »Hormone« dick machen sollen. Wie kam dieses Gerücht zustande?

Ganz einfach! Es gab eine Zeit, da war das Präparat aus dem getrockneten Stutenurin die Nummer 1 in der Verordnung aller Ärzte. Es war schlichtweg das allgemein gültige »Östrogen« für die Wechseljahre. Dieses Präparat enthält aber auch noch ein künstliches Progesteron, welches den Namen Medrogeston (= Medroxyprogesteronacetat, MPA) trägt.

Schweinezüchter merkten recht bald, dass man damit hervorragend Schweine mästen konnte. Das führte nach Bekanntwerden dieser »Zufütterung« seinerzeit zum sog. MPA-Skandal.

Nun wurden leider aber nicht nur die Schweine dick und fett, sondern auch leider die armen Frauen, die solcherlei Substanzen verordnet bekamen. Und da ihnen die Dragees ja als »Hormon« verordnet worden waren, koppelte man schnell den Begriff einer Hormoneinnahme mit der bedrückenden Tatsache einer Mast.

So wurde und wird dann auch für diese Nebenwirkung eines Industriepräparates

das körpereigene Hormon völlig grundlos, verteufelt.

Die Behauptung, dass »Hormone dick machen« ist, jedenfalls den körperidentischen Hormonen gegenüber, eine glatte Lüge und eine Beleidigung der Evolution!

Es wird für eine »nur« übergewichtige Frau oder eine Hormonmangelmatrone gleichwie sehr schwer sein, die alte Figur wieder zu erlangen. Natürlich müssen bei beiden, wenn das Alter passt und die Analysen dafür sprechen, die fehlenden Hormone ebenso ersetzt werden. Doch das allein wird nicht mehr reichen!

So, wie es einfacher ist, ein Haar zu erhalten als ein neues wachsen zu lassen, so ist es auch viel einfacher, durch rechtzeitigen Ersatz des Hormonmangels die Matrone zu verhindern, als sie wieder in eine schlanke Frau zurück zu verwandeln. Letzteres ist nach meinen Erfahrungen leider so gut wie unmöglich, wenn nicht sehr strenge zusätzliche Maßnahmen getroffen werden.

Zu Deutsch:

Es muss als erste Maßnahme eine radikale Ernährungsumstellung gemacht werden! Die Kalorienzufuhr und der Verbrauch müssen wieder zueinander passen. Welchen Weg man dazu einzuschlagen hat, wird in einer fast unüberschaubaren Zahl von Diätempfehlungen in vielen Büchern und Zeitschriften empfohlen.

Ich möchte hier für Sie nur eine Empfehlung herausgreifen, die es in der letzten Zeit zu großer Aufmerksamkeit gebracht hat! Sie wird in dem Buch: »Satt essen und abnehmen« gut verständlich erläutert, welches ich am Ende dieses Buches bei den Literaturempfehlungen mit aufführe.

Ich möchte Ihnen jetzt nun aber nicht den Inhalt des ganzen Buches referieren, sondern nur das wirklich neue Prinzip, eine neue Betrachtungsweise des populären Themas: »Wie reduziere ich mein Übergewicht?« vorstellen.

Die Autoren pauschalieren nicht mehr in Verbote und Gebote oder verbieten alles, was Fett enthält und empfehlen alle Nahrungsstoffe, die so gut wie »nichts« enthalten, sondern sie haben von allen bekannten Nahrungsmitteln die sog. Energiedichte ermittelt.

Das heißt also, wie viel Energie enthält eine bestimmte Menge eines Lebensmittels?

Steht also jemand vor der Frage: Esse ich Kartoffeln, Reis oder Nudeln, kann er schnell ersehen, dass man zwar alles essen könnte, die Nudeln aber pro Gramm Substanz viel mehr Energie enthalten, also energiedichter sind, während Kartoffeln so »energiedünn« sind, dass man bei gleicher zugeführter Kalorienzahl davon ungleich mehr essen könnte.

Um also den Hunger zu stillen, eignen sich daher eine größere Menge Kartoffeln viel besser, als eine vergleichsweise gleich große Menge an Nudeln.

Das steckt also hinter dem verlockenden Titel des Buches!

In dem interessanten Buch finden Sie sehr anschauliche Bilder und wichtige Tabellen, in denen unsere Nahrungsmittel nach den Ampelfarben rot, gelb, grün markiert anzeigen, ob sie nun sehr energiedicht oder gar energiearm sind. So lassen sich dann leicht Mahlzeiten zusammenstellen, bei denen jeder gut satt werden kann und trotzdem abnehmen kann.

Aber, kein Buch und keine noch so gute Idee kann wirksam werden, wenn Sie es nicht wirklich selber(!) wollen und dafür Sorge tragen, diese Erkenntnisse auch bei sich selber anzuwenden!

Ich möchte Sie aber nicht gern aus diesem Kapitel entlassen, ohne dass ich Ihnen verraten habe, was meine Familie und ich denn noch zusätzlich zu unseren Hormonkapseln ergänzen.

Nun, dazu muss ich eine kleine Erklärung vorausschicken und versuchen, Ihnen Schwieriges leicht verständlich zu schildern:

Der kleineste Baustein unseres Körpers sind unsere Körperzellen. Jede Zelle enthält einen Zellkern mit den dort verankerten Hormonrezeptoren. Das habe ich Ihnen ja anfangs genau beschrieben.

Der Zwischenraum zwischen der Zellwand und dem Kern ist aber nun nicht etwa leer, sondern jede einzelne Zelle enthält in der Jugend zusätzlich noch etwa 4000 Mitochondrien. Das sind für den Erhalt des Lebens ungeheuer wichtige sog. Zellorganellen, in denen, außer vielen anderen wichtigen Funktionen, unser wichtigster Energieträger, das Adenosin-Tri-Phosphat ATP gebildet wird. Ohne ATP kann sich zum Beispiel kein Muskel bewegen auch der Herzmuskel nicht! Und ohne ATP würde unser Gehirn gar nicht arbeiten können. Kurzum, ohne ATP wäre ein Leben nicht möglich!

Nur am Rande sei erwähnt, dass diese kleinen Mitochondrien die genetische Struktur von Bakterien haben und daher bei einer Behandlung mit Antibiotika leider mit angegriffen werden. Das wäre dann die Erklärung, dass viele Menschen sich nach einer Antibiotikabehandlung längere Zeit schwach und ziemlich kraftlos (ATP!) fühlen.

Es gibt aber noch eine zweite wichtige Möglichkeit, die Funktion dieser kleinen Kraftwerke zu behindern. Und das ist der fortschreitende Hormonmangel, den alle Menschen mit zunehmendem Alter erleben. Allein schon der Östrogenmangel verschlechtert die Durchblutung und somit auch die Versorgung unseres Körpers mit dem lebensnotwendigen Sauerstoff. Da aber diese kleinen Mitochondrien für ihre intakte Funktion dringen genügend Sauerstoff benötigen, wird also über den Hormonmangel so ganz allmählich unsere »Lebensenergie« schrittweise reduziert, bis wir alle dann unseren letzten Tag irgendwann einmal erleben.

Nun, gottlob sind wir aber heute noch nicht an diesem Ende angekommen und wir können überlegen, wie wir denn unsere Mitochondrien schützen (füttern) können, um diesen natürlichen Niedergang etwas hinaus zu zögern.

Eine Möglichkeit kennen Sie ja schon und das ist die Auffüllung der Hormondefizite durch die Einnahme von bioidentischen Hormonen. Auf keinen Fall aber die Fertigprodukte, die in den Apotheken bereit liegen, denn diese bergen sogar zusätzliche

Gefahren für die Mitochondrien mit ihren vielfältigen Funktionen!

Jetzt stellt sich die Frage, ob es denn außer einer Ergänzung mit bioidentischen Hormonen es nicht noch ein bisschen mehr sein könnte?

Und genau da setzt mein Versprechen an, das ich Ihnen eingangs gegeben habe!

Man kann unsere Mitochondrien mit relativ einfachen Mitteln stärken; und das sogar auf rein pflanzlicher Basis!

In meiner Familie verwenden wir ein in vieler Hinsicht bewährtes Naturprodukt, das sog. Rechtsregulat®. Diese Essenz besteht aus einer mehrstufigen Fermentation (Gärung) von zahlreichen reifen Früchten, Nüssen und Gemüsen in rechtsdrehender Milchsäure, die unserem Körper besonders bekömmlich ist. Das Anwendungsgebiet ist sehr breit gefächert, denn die Wirkung erklärt sich über eine Stärkung der Mitochondrientätgkeit. So hilft Rechtsregulat® dabei, einen Infekt besser und schneller zu bekämpfen und in den meisten Fällen sogar ohne ein zusätzliches Antibiotikum! In Zeiten hoher Ansteckungsgefahr stärkt es die Immunabwehr (Kindergarten!).

Diese Essenz hat auch eine lokale Wirkung bei Insektenstichen, Sonnenbrand oder sogar bei Fußpilz! Hierzu eignet sich eine kleine Sprühflasche zum Aufbringen.

Und nicht zuletzt unterstützt es die Hormonbehandlung bei Menschen in schon höherem Alter, indem es die Mitochondrien zusätzliche stärkt.

Die Wirkung lässt sich sogar labortechnisch über einen Anstieg des ATP unter der Einnahme dokumentieren.

Für die Verbesserung der Gelenksfunktion älterer Menschen gibt es zusätzlich eine Variation dieser Essenz, das Regulatpro® Arthro, also für die Gelenke.

Beide Essenzen sind rezeptfrei erhältlich.

Das alles hört sich jetzt sehr, sehr positiv an, entspricht aber meinen Erfahrungen bei der Anwendung in der eigenen Familie und so müssen Sie nicht befürchten, dass Sie vielleicht in einer 4. Auflage davon kein Sterbenswörtchen mehr darüber lesen könnten.

6.2 Bewegung

Wenn ich davon sprach, dass die Basis einer Gewichtsreduktion eine Verringerung der Kalorienzufuhr das Wichtigste ist, so kann diese notwendige Negativbilanz natürlich noch sinnvoll verbessert werden, indem der Kalorienverbrauch durch Sport parallel zur reduzierten Zufuhr erhöht wird.

Es ist also ein Unterschied, ob jemand nur im Bett liegend oder aktiv im Sportstadium versucht, sein Gewicht zu reduzieren.

Da sind wir aber sicher auch an einem heiklen Punkt angekommen! Denn gerade dickleibige Menschen, die ja eine Menge von Gewicht ständig mit sich herumschleppen müssen, sind uns allen ja auch leider noch als »Bewegungsmuffel« bekannt.

Aber, ist das denn ein Wunder? Stellen Sie sich nur einmal vor, Sie schnallen sich einen 50 kg schweren Rucksack auf den Rücken und begeben sich auf die Aschenbahn oder gar ins Gebirge, um dort Bewegungssport zu treiben. Das ist, in der Tat, ein sehr mühsames Geschäft und es wird schwer sein, den »inneren Schweinehund« zu überlisten und regelmäßige Übungen zu machen.

Wer aber schlank und rank ist, der hat das ja auch nicht nötig und nur für die Übergewichtigen wird es allerhöchste Zeit, damit anzufangen.

Übergewicht zehrt an der Lebenserwartung! Schauen Sie sich doch nur einmal auf der Straße um! Man sieht dort so gut wie keine stark übergewichtigen Greisinnen oder Greise. Die sind leider alle schon lange verstorben oder vegetieren in Pflegeheimen. Übrig bleiben allein die Schlanken und Ranken!

Was den Einfluss von einer energiedichten Nahrungsaufnahme und Bewegung bedeutet, möchte ich Ihnen an einem sehr anschaulichen Beispiel erläutern, welches ich in einer Gesundheitssendung, selber sehr erstaunt, zur Kenntnis genommen habe:

Stellen Sie sich vor, Sie haben gerade genüsslich ein ordentliches Stück Torte genossen. Unsere Wissenschaftler haben errechnet, dass Sie dann eine ganze Stunde laufen, ja laufen und nicht gehen, müssten, um nur wegen dieses energiedichten Tortenstücks Ihre Kalorienbilanz wieder auf den Ausgangpunkt vor dem Tortengenuss zu bringen. Stellen Sie sich nur einmal vor, alle Besucher eines Cafés würden nach einem Stück Torte auf die Aschenbahn gehen und eine Stunde laufen? Unvorstellbar! Aber sie müssten es tun, um nicht schon wieder etwas fülliger geworden zu sein.

Besser und nicht unbedingt immer einfacher wäre es dann, auf die Torte zu verzichten. Das jedenfalls, wenn sowieso schon zu viele Pfunde auf Ihren Knochen lasten!

Die Cafés hätten das Nachsehen ...

6.3 Lebensweise

Alles, was ich Ihnen zu diesem Thema sagen kann, ist eigentlich allgemein hinreichend bekannt. Und dennoch wird pausenlos gegen diese Regeln verstoßen. Warum wohl?

Nun, gesundes Leben macht das Leben etwas unbequemer und schränkt den Genussmenschen in seinem Streben nach Luxus und Bequemlichkeit ein. Außerdem werden die Fehler, die dabei gemacht werden, ja eigentlich niemals »postwendend«, sondern erst Jahre später bemerkt. Dann bleibt nur noch die Reue!

Auch eine noch so gut geführte Behandlung mit körperidentischen Hormonen darf Sie nicht dazu verführen, nun ohne Sorgen vor den Folgen ungesund zu leben.

Im Gegenteil!

Ist es nicht schade, wenn ein Teil der wiedererlangten Lebensqualität und Lebensfreude durch Rauchen, übermäßigen Alkoholgenuss, Schlafentzug, körperliche Überforderung oder durch Extremsport im Alter, wieder gefährdet werden?

Vertrauen in die Wirksamkeit der Hormone ist ja gut und richtig. Aber es stimmt schon:

Hormone sind nicht alles. Aber ohne Hormone ist alles nichts; denn es gehören noch viele wichtige Dinge dazu, mit diesem kostbaren Gut auch richtig umzugehen!

6.4 Unterstützende Einnahme von Nahrungsergänzungsmitteln

Welch ein Füllhorn an guten Ratschlägen und angeblich so wohlgemeinten Tipps gegen die Unbilden des Alterns finden wir doch täglich in den vielen Magazinen und Broschüren abgedruckt, wo uns große gesundheitliche Versprechungen zum Kauf von Pflanzenmitteln, Vitaminen und anderen Stoffen verführen sollen.

»Machen Sie Ihre Wechseljahre zu Wohlfühljahren«, las ich erst heute in einer Drogerie, die Soja-Isoflavone (Phytohormone) dazu anbietet.

Oft wird sogar so getan, als würden all diese »Wässerchen« und »Pülverchen« eine richtige Hormonbehandlung ersetzen können und nicht nur ergänzen.

Wir können und dürfen nicht einfach darauf vertrauen, dass alles zu unserem Wohle ist, was uns da so die Werbung verspricht! Sicher hat inzwischen schon fast jeder meiner Leserinnen oder Leser ein eigenes »Geheimmittelchen«, das für ihn ganz persönlich seine Wirksamkeit bewiesen hat; so, wie ich es Ihnen beim Rechtsregulat® gerade beschrieben habe.

Und vertrauen Sie auch bitte nicht darauf, dass alles Pflanzliche, was wir empfohlen bekommen, auch immer als unbedenklich anzusehen ist!

Das habe ich Ihnen ja schon im Kapitel über die Phytohormone erläutert.

Vergessen Sie bitte nicht, dass aus Pflanzen auch die stärksten uns bekannten Gifte stammen!

So mögen ja die Samen des Rizinusstrauches oder die Früchte der Tollkirsche sicher auch viele wertvolle Vitamine enthalten, deren Genuss würde aber mit Sicherheit unserer Gesundheit nicht förderlich sein!

Halten Sie also auch hier Ihre Augen offen! Nehmen Sie im Zweifelsfall Kontakt mit Ihrer Hausarztpraxis oder Ihrer Apotheke auf, bevor Sie vielleicht viel Geld ausgeben, nur, um Ihr Leben zu verkürzen!

Und eine Mahnung von mir vergessen Sie bitte niemals!

Frauen, die ohne einen hormonellen Ausgleich auskommen möchten und glauben, dass sie allein dann mit Vitaminen und Mineralien eine der versprochenen Wirkungen erleben werden, mögen bitte an mein oft benutztes Beispiel mit der Topfpflanze denken und vielleicht dieses Buch noch einmal aufmerksam von Anfang an ein zweites Mal lesen.

Eines ist mir an dieser Stelle aber auch noch wichtig zu sagen:

Die Bereitschaft zur Aufnahme einer Hormonbehandlung muss aus einer inneren Einsicht kommen. Lassen Sie sich immer nur von Experten beraten, die diesen Namen auch verdienen!

Sie dürfen sich gerne beraten oder durch Argumente auch überzeugen lassen; aber bitte lassen

Sie sich nicht zu einer Hormonbehandlung »überreden«, wenn bei Ihnen noch starke innere Zweifel bestehen.

Die nicht ausgeräumten Ängste und Zweifel werden dann ganz schnell nach Therapiebeginn zu den abenteuerlichsten »Nebenwirkungen« führen, die Sie vielleicht noch nicht einmal selber erklären könnten!

Ein paar Beispiele gefällig?

- »Bereits nach Einnahm von nur 10 Rimkus® Kapseln habe ich in 5 Tagen gut 15 Kilo zugenommen ...«
- »Schon nach drei Kapseln sind meine Haare büschelweise ausgefallen ...«
- »Meine Hitzewallungen haben sich sofort nach Therapiebeginn verstärkt ...«

Wie wäre diese enorme Gewichtszuname zu erklären, wo doch die 10 Kapseln vielleicht nur 10 Gramm wiegen, wenn diese noch ungelöst im Magen liegen würden ...

Und haben wir nicht gelernt, dass der Hormonausgleich das Kopfhaarkleid schützt und nicht wie bei den Pharmaprodukten schädigt?

Und eines der beeindruckenden Ersterfolge ist ja das Verschwinden der Hitzewallungen!

Offenbar bestehen bei solchen Frauen noch eine Menge Ängste und Fehlinformationen zu einer Hormonbehandlung, die noch nicht ausgeräumt sind.

Nur mit großem Dank können wir die Entdeckung des Biochemikers Russel Marker zur Kenntnis nehmen, der uns Ärzten die Möglichkeit eröffnete, den Hormonmangel einer Frau in den Wechseljahren genau mit den Substanzen auszugleichen, mit denen sie in jungen Jahren von ihren Hormondrüsen aufs Beste versorgt wurden.

Und vielleicht lösen sich die zahlreichen Gynäkologen auch endlich vom Diktat der Pharmaindustrie und machen sich dann zu dem, was sie ja vorgeben zu sein; zu Ärztinnen und Ärzten, bei denen das Wohl der Frauen an erster Stelle steht.

Und vielleicht denken diese auch einmal darüber nach, dass sie selber genau die gleichen Hormone in ihren Adern kreisen haben, von denen sie doch angeblich »so gar nichts halten«.

Dass aber in letzter Zeit sogar Gynäkologen auf unsere Therapeutenliste erscheinen, lässt die leidenden Frauen hoffen, dass sich hier langsam Entscheidendes ändert!

7. Wo findet man eine Praxis, die nach der Methode RIMKUS® behandelt?

Noch in der ersten Auflage dieses Buches musste ich Ihnen mitteilen, dass es leider nicht vermeidbar ist, sehr weite Wege zurück zu legen, um einen Behandlungsplatz zu finden. In dieser Hinsicht hat es eine sehr erfreuliche Entwicklung gegeben.

Nachdem das Fachgebiet der Gynäkologie als Ansprechpartner leider kläglich versagte, entdeckten aber Ärzte der anderen Fachrichtungen und sogar viele Heilpraktiker den hohen Stellenwert der Methode Rimkus® für die Behandlung einer großen Anzahl von Symptomen, die dann in ihren Bereich als **Facharzt für Allgemeinmedizin**, (das ganze Spektrum der Wechseljahressymptomatik) **Zahnarzt**, (Kieferosteoporose, Parodontose) **Kardiologe**, (Angina pectoris, Herzinfarkt, Thrombose, Embolie) **Orthopäde**, (Osteoporose, Gelenkdegenerationen, Bandscheibenprobleme, schmerzhafte Gelenke) **Internist**, (Bluthochdruck, Diabetes mellitus, Hypercholesterinaemie, Herzbeschwerden, Infektanfälligkeit) **Augenarzt**, (Retinopathia diabetika, Makuladegeneration, sog. trockene Augen), **Kinderarzt** (ADHS-Syndrom, angeborene Hormondefizite) und nicht zu vergessen der **Psychiater** (Depressionen, Burnout Syndrom, Demenz) fielen und von ihnen auch bestens behandelt und betreut werden. Die Gynäkologen haben es zu spät

gemerkt bemerkt, dass ihnen die Patienten weglaufen und in den anderen Fachgebieten Gehör finden und dort auch bestens aufgehoben sind.
Zu bedeutsam sind die zu erzielenden Erfolge, die sich natürlich schnell herumsprechen, so dass dann die ablehnende »Aufklärung« eines Frauenarztes von vielen Frauen nicht mehr geglaubt wird. Und das dann ganz besonders nicht, wenn bereits schon eigene und wertvolle Erfahrungen am eigenen Leibe unter der Behandlung erlebt werden können, wie es in einem der Patientenberichte zum Ausdruck kam!

Als dann auf Initiative meines Freundes und Arztes, Herrn Dr. Dr. Thomas Beck, im Jahre 2011 das Hormonnetzwerk unter meiner Mithilfe gegründet wurde, konnten wir allen Interessierten in Intensivseminaren das Erlernen der Methode Rimkus® anbieten, die dann mit einem Zertifikat abgeschlossen wird.

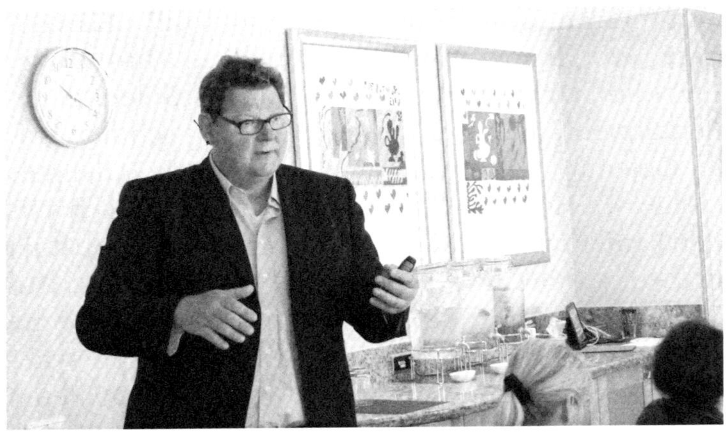

Herr Dr. Dr. Beck als Referent in einem unserer Intensivseminare (Foto:Dr. Rimkus)

Leider ist der Einsatz bioidentischer Hormone nicht auf dem Lehrplan der universitären Ausbildung eines Arztes, so dass dann auch darüber später leider nur sehr wenig Kenntnisse vorhanden sind.

Unsere Seminare sind fast immer ausgebucht, was das große Interesse der Ärzteschaft widerspiegelt. Zertifizierte Ärzte können Mitglied im Netzwerk werden und werden auf Wunsch auf einer »Therapeutenliste« geführt.

Hier muss dann eine hilfesuchende Frau (oder natürlich auch ein Mann!) nur den Wohnort eingeben und erhält die nächsten »Rimkus® Praxen in der Umgebung aufgezeigt. (www.hormon-netzwerk.de/therapeutenliste)

Sie werden an Hand der Liste leicht erkennen können, dass da Norddeutschland noch fast ein weißer Bezirk ist. Woran das liegen mag, vermag ich auch nicht zu sagen. Aber vielleicht gilt die alte Weisheit, dass der »Prophet« im eigenen Lande nicht zählt?

Sie werden staunen, wie viele Praxen außerhalb von Schleswig-Holstein, auch weit über die Grenzen unserer Republik hinaus dort schon gelistet sind.

Und es finden sich inzwischen sogar auch einige gynäkologische Praxen darunter!

Natürlich können Sie sich auch auf der Homepage des Netzwerkes (www.hormon-netzwerk.de) viele nützliche Informationen einholen. Auch Informationen über ein sehr beliebtes und interessantes Buch zur Methode Rimkus®, welches Herr Dr. Dr. Beck verfasst hat und nun in die zweite Auflage geht. Sie finden das Buch auch im Literaturverzeichnis am Ende dieses Buches aufgeführt.

Sie könnten es aber auch in Ihrem ureigenen Interesse versuchen, sich mit dem am Ende dieses Buches aufgeführten Leitfaden: »**Die RIMKUS®-Methode – Eine natürliche Hormonersatztherapie für Frauen**« auszustatten.

Mit diesem Leitfaden »unter dem Arm« und dem Wissen, welches Sie beim Lesen dieses Buches erworben haben, gehen Sie auf »Mission« in Ihre Praxis. Vielleicht gelingt es Ihnen, einen vormals ablehnenden Arzt oder Ärztin dann doch noch für eine gute Sache umzustimmen und zu begeistern? Auf diese Weise würden Sie sich vielleicht auch manchen doch noch längeren Anfahrtsweg ersparen können.

Und da ich mit der Methode Rimkus® eigentlich nichts weiter mache, als den Vorgaben der Natur mit der Jahrtausende alten Auslese durch die Evolution konsequent zu folgen, ist eine solche Behandlung dann auch tatsächlich:

Zum Wohle der Frauen!

Literaturempfehlungen

Die RIMKUS-Methode – Eine natürliche Hormonersatztherapie für Frauen, Verlag Mainz,
ISBN: 3-8107-4802-1, 3., überarbeitete und erweiterte Auflage

Die RIMKUS-Methode – Ein natürliche Hormonersatztherapie für Männer, Verlag Mainz,
ISBN: 3-8107-8001-4, 3., überarbeitete und erweiterte Auflage

Der Mann im Wechsel seiner Jahre – Lebenslust statt Lebensfrust im Alter, Dr. med. Volker Rimkus,
Verlag Arche Noah ISBN: 10 3-86733-000-X und ISBN 13 978 – 3-86733-0008, 4. überarbeitete Auflage

Natürliche Hormone - Mehr Gesundheit und Lebensfreude durch einen ausgeglichenen Hormonhaushalt – Die RIMKUS®- Methode, Dr. Dr. Thomas Beck, , Verlag südwest,
ISBN: 978-3-517-09454-0

Die Cholesterinlüge – Das Märchen vom bösen Cholesterin, Prof. Dr. med. Helmut Gohlke, F.A. .Herbig Verlagsbuchhandlung GmbH München,
ISBN: 3-7766-2277-6

Sexualhormon bindendes Globulin, Gernot H. G. Sinnecker, Thieme Copythek vom Thieme Verlag,
ISBN: 3-13-799301-6

Darm mit Charme, Giulia Enders, Verlag Ullstein,
ISBN: 978-3-550-08184

Satt essen und abnehmen – Individuelle Ernährungsumstellung ohne Diät, V. Schusdziarra, M. Hausmann, Medizinische Medien Informations GmbH Neu Isenburg
ISBN: 978-3-87360-072-0

Sie finden auch eine Menge Informationen (auch zur Behandlung von Männern!) zusätzlich noch auf meiner Homepage: **www.rimkus.info**

Im Verlag Mainz ist ebenfalls erschienen

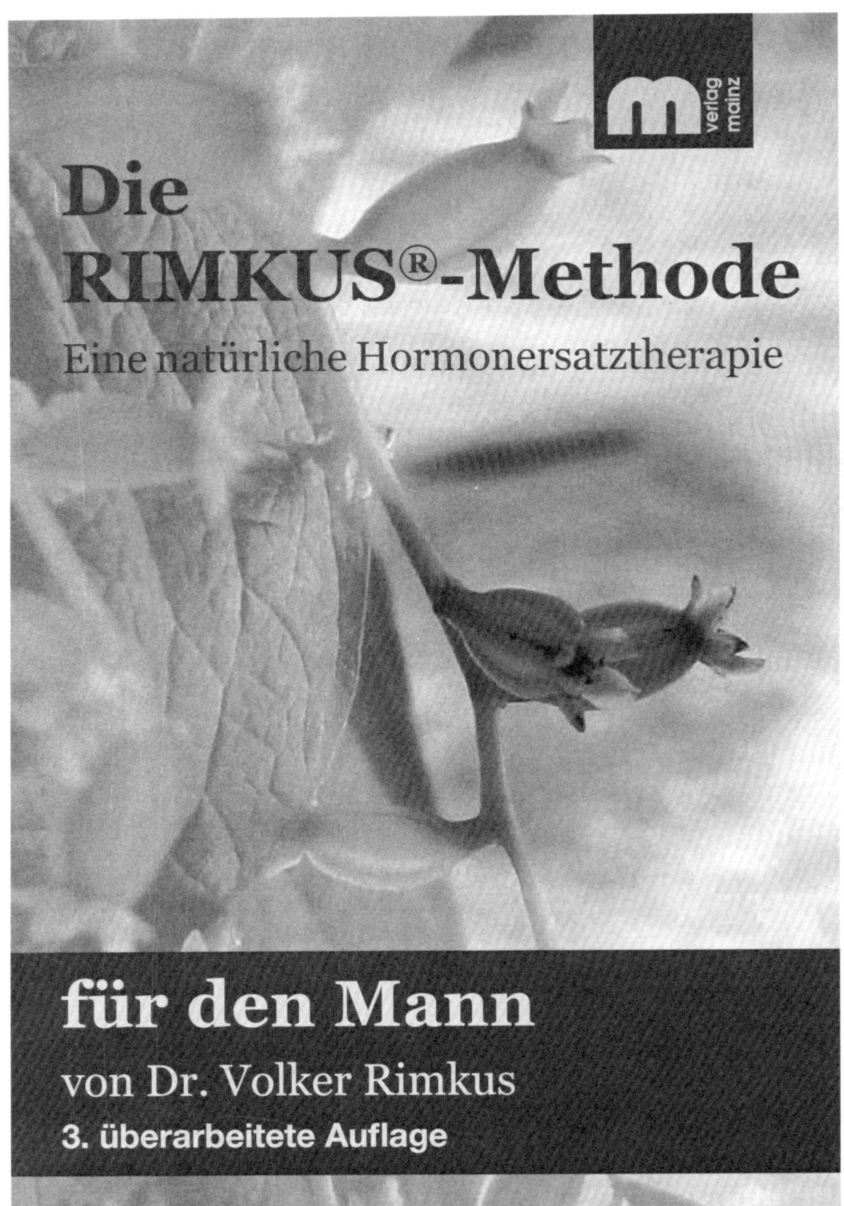

3., überarbeitete Auflage 2014
ISBN 978-3-8107-4803-4

Im Verlag Mainz ist ebenfalls erschienen

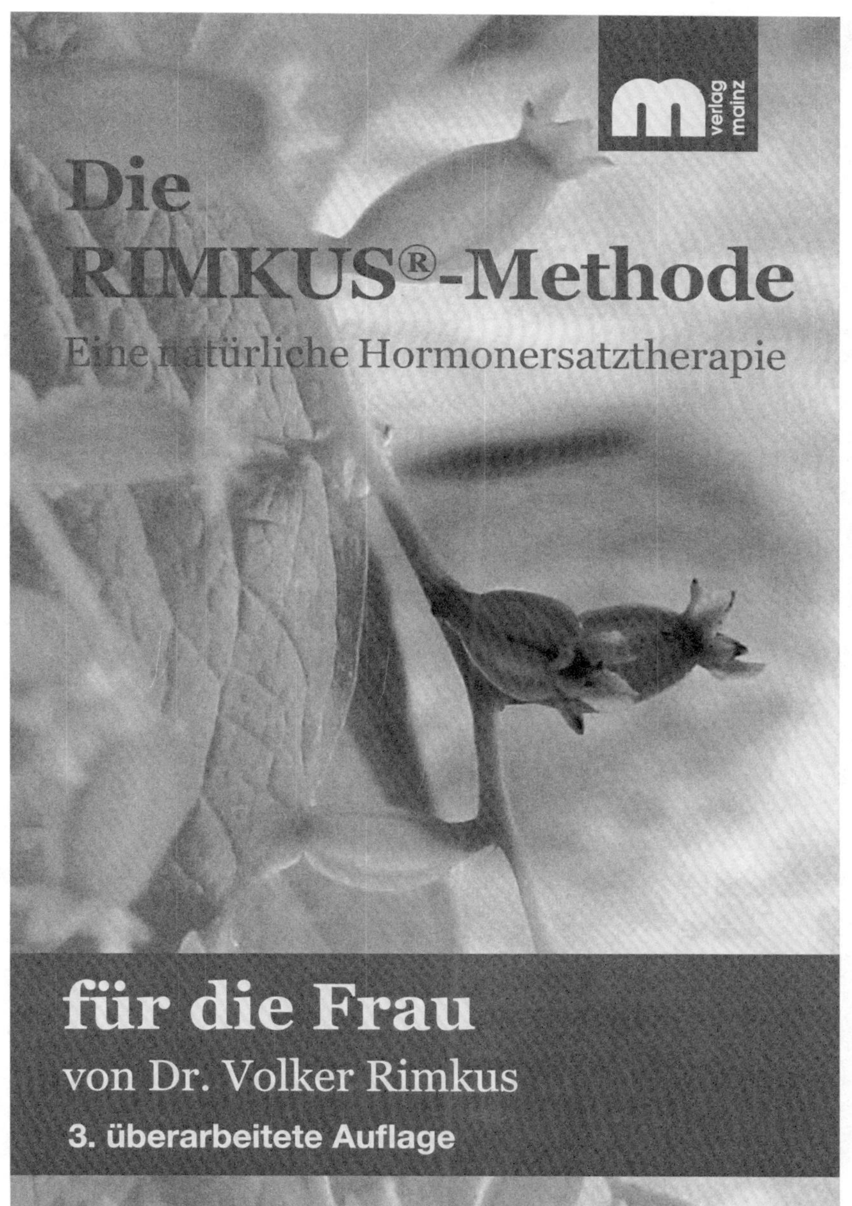

3., überarbeitete Auflage 2014
ISBN 978-3-8107-4802-7